AF319365

Mémoires

SUR LES FIÈVRES

PESTILENTIELLES ET CONTAGIEUSES.

LYON. — IMPRIMERIE DE J. M. BOURSY,
RUE DE LA POULAILLERIE, N° 19.

MÉMOIRES
SUR LES FIÈVRES

PESTILENTIELLES ET CONTAGIEUSES

EN GÉNÉRAL,

ET SUR LE CHOLERA-MORBUS

EN PARTICULIER.

Par M. Cl. Balme,

Docteur en médecine de la faculté de Montpellier, ancien Chirurgien de première
classe dans les corps armés de France, ex-Médecin de l'armée française d'Orient,
Correspondant de la *ci-devant* Faculté de médecine et du Cercle médical de Paris,
des Sociétés littéraires ou médicales de Berne, Besançon, Bordeaux, Bourg,
Dijon, Evreux, Lyon, Mâcon, Madrid, Marseille, Milan, Montpellier, Nancy,
Orléans, Parme, Rome, Rouen, Toulon, Toulouse, Tours et Turin; ex-Admi-
nistrateur des bureaux de bienfaisance, et Conseiller municipal de la ville de
Lyon.

LYON,

LAURENT, LIBRAIRE,

PLACE SAINT-PIERRE, N° 1.

1832.

MÉMOIRES

SUR LES FIÈVRES

PESTILENTIELLES ET CONTAGIEUSES.

Premier Mémoire.

RECUEIL DE DIFFÉRENS FAITS CONSTATANT L'IN-
FLUENCE OU L'ACTION QUE LES CORPS ANIMÉS OU
INANIMÉS, RAPPROCHÉS OU MIS EN CONTACT,
EXERCENT MUTUELLEMENT LES UNS SUR LES
AUTRES.

LES nouvelles plus ou moins alarmantes qui
nous sont arrivées tout récemment, au sujet de
l'explosion du choléra sur différens points de
l'Allemagne ou des îles britanniques, me for-
cent à rompre le silence auquel l'Autorité semble
avoir condamné un Mémoire manuscrit sur les
fièvres contagieuses, que je lui ai fait parvenir
dans le mois d'octobre 1831 ; et je me décide
d'autant plus volontiers à le rendre public, que
mes concitoyens ont réellement besoin d'être
rassurés et éclairés sur la question concernant

la *contagion* ou la *non-contagion* des fièvres pestilentielles ; mais, pour y parvenir plus efficace-
ment, je crois devoir aujourd'hui faire précéder mon travail par un exposé de quelques
rapports de similitude ou d'approximation que
l'on peut remarquer dans les trois règnes, relativement à la communication de la manière
d'être d'un à un autre corps, et qui prouveront
sans doute que *l'analogie, qui lie la nature*,
est d'un grand secours en médecine pour éclair-
cir un doute, et pour confirmer des observations
sur nos maladies.

Influence ré-
ciproque des
corps inanimés
1.º Un corps, vulgairement dit *inanimé*,
placé auprès d'un autre corps, lui communique
la modification et le changement qu'il a lui-
même accidentellement acquis ; c'est ainsi, par
exemple, qu'il le rend participant au froid ou
à la chaleur dont il est pénétré, et, en un mot,
c'est ainsi que l'atmosphère du premier influe
sur l'atmosphère du dernier, et qu'elle l'altère
plus ou moins.

2.º Mettez dans une cucurbite de verre du
sel de Glauber, dissous au point de cristallisation, et approchez un autre verre plein de ce
même sel de Glauber, mais cristallisé ; bientôt
vous remarquerez que du côté où est le sel de
Glauber cristallisé, celui qui est en dissolution
est fortement attiré, et vient se cristalliser de

son côté, tandis que, de l'autre, à peine se forme-
t-il quelques maigres cristaux (1).

3.º Un *cube* d'alun mis dans une solution
d'alun *octaëdre*, acquiert quatorze facettes, et
devient lui-même *octaëdre* (2).

4.º Comme l'on sait que le son d'une corde
suffit pour en faire parler une autre qui est au
même degré, il arrivera facilement que de deux
instrumens à cordes semblables, et rapprochés
à l'unisson, celui qui sera touché et qui vibrera,
transmettra à l'instant ses oscillations et ses sons
à l'autre, quoique celui-ci ne sera nullement
touché (3). Il n'est pas toujours nécessaire que
les deux instrumens soient parfaitement de la
même espèce pour que l'un influe sur l'autre;
car on a vu résonner un instrument à cordes

---

(1) Rozier, Observat. sur la physique, etc. tome VI,
p. 375. Il faut avouer que cette expérience de Baumé
n'a pas toujours complètement réussi. Toutefois, cet in-
succès, quand il a eu lieu, n'a pas empêché d'observer
qu'il y avait une tendance des cristaux à se former plutôt
d'un côté que de l'autre du vase; et cette tendance, fût-
elle l'effet d'un refroidissement plus facile ou plus prompt
du côté qu'affectait davantage la cristallisation, mettrait
en droit de conclure pour l'influence du voisinage d'un
des vases sur l'autre.

(2) Rozier, Journal de phys. t. XL, part. I, p. 224.

(5) De Ratte, Mêl. de physiolog. *Voy.* Bibl. franç. 4.e
année, livraison VII, p. 23.

au son de l'orgue mis sur le même ton que ce premier instrument (1).

5.° L'on a deux montres à secondes ou deux chronomètres dont les mouvemens présentent quelque différence dans leur vitesse.... Eh bien ! qu'on les mette sur un même plateau élastique, et l'on verra bientôt cesser cette irrégularité; c'est-à-dire que la montre qui va le plus vîte ralentit sa marche, et que celle qui va le plus doucement accélère la sienne, de manière que toutes deux finissent par aller à l'unisson, quoique chacune, isolée dans sa boîte, ait son mécanisme et son jeu tout-à-fait indépendans de ceux de l'autre montre (2).

Influence réciproque des végétaux qui sont hors de terre, etc.

1.° Un végétal enlevé du sol et mis avec d'autres végétaux un peu différens et également arrachés, mais avec lesquels il présenterait quelque analogie d'organisation, prendrait une ou plusieurs propriétés de ces derniers. C'est ainsi que le cerfeuil sauvage contracte facilement l'arome vénéneux du *Conium maculatum* (avec lequel on le confond souvent à raison de la similitude presque complète que ces deux ombellifères présentent), quand il est tenu plus ou moins de temps en contact avec cette ciguë.

---

(1) Rozier, Obs. sur la phys. etc. t. XXVI, p. 236.
(2) Le journal *la Pandore*, du 18 juillet 1826.

2.º Des pommes touchant à des pommes de la même espèce, mais déjà pourries, éprouvent bientôt la même altération, qui est plus lente à s'emparer des fruits d'espèce *différente*. Aussi nos ménagères ont-elles soin d'inspecter journellement leur fruitier pour en ôter tout ce qui est gâté (1). — 3.º L'exhalaison des farines, avariées par l'humidité et la chaleur qui règnent dans l'intérieur des navires, et surtout dans leur fond de cale où se trouvent les provisions de comestibles, décide facilement la fermentation putride d'une partie ou de la totalité des farines contenues dans des sacs ou des bocaux, et rend même cette altération contagieuse pour les autres blés moulus, de manière quelquefois à infecter toute une cargaison, tout un magasin de farines (2). ═ Mais tous ces exemples d'action mutuelle entre des végétaux *morts*, ne sont presque rien en comparaison de celle que les végétaux *vivans* exercent les uns sur les autres; car, 1.º dans un terrain un peu humide et dans les pays du Nord, le pin (surtout quand il croît pressé en forêts) s'élève ordinairement très-haut et très-droit; dans les lieux secs et arides, au contraire, dans les pays du Midi, ou quand il

...ction réciproque des végétaux vivans.

---

(1) Hoffmann, *Opera omnia, etc.* t. V, p. 65.
(2) Encyclopédie moderne, t. XII, p. 553 et 554.

est planté *isolé* , cet arbre s'élève beaucoup moins, s'étale davantage, et il devient même quelquefois tortu et rabougri (1). — En général, l'arbre a d'autant plus besoin d'autres arbres voisins pour pousser, croître et pour se développer, que *le bois* ne vient point dans les plaines de la Beauce, qui ne produisent que du blé, et qu'un pommier serait vainement planté au milieu d'un champ couvert d'épis (2). — Le tamarisc, qui croît dans les plages maritimes où il est un grand nombre de plantes qui ne contiennent que la base du sel marin, fournit du sel de Glauber, tandis que, cultivé loin de la mer, il ne donne que du tartre vitriolé (3).

2.° Un pistachier femelle, qui ne porte point de fruits tant qu'il est isolé, finit par en être chargé quand on a planté auprès de lui beaucoup de térébinthes. (4). — Un peuplier blanc a présenté des feuilles très-ressemblantes à celles d'un tremble, depuis qu'il s'était trouvé dans la proximité de ce dernier arbre (5). — Une fleur qui, étant séparée et isolée, présente une couleur vive, devient pâle en croissant entre d'au-

---

(1) Dict. des Sciences naturelles, t. XLI, p. 4.
(2) Jouy, *l'Hermite en province* , in-12, t. XII, p. 244.
(3) Société royale de médecine, t. IV, Hist. p. 120.
(4) Soc. roy. de médec. t. IV, Hist. p. 108.
(5) Gazette salut. 1786, n.º XXXV, et 51 août 1786.

tres fleurs décolorées. — Le blé *rouillé* communique son état maladif au blé dont il est proche (1). — En outre, la rouille se montre facilement dans une pièce de blé où il n'y a que du froment (2), surtout s'il est touffu; mais si dans ce froment il y a des épis de seigle disséminés, cette maladie contagieuse n'y survient pas souvent.

3.° On voit fréquemment des avoines semées dans des terres neuves, fortes et humides, et où la végétation est plus serrée et plus vigoureuse, donner beaucoup plus de *charbon* que le même grain confié à des terres moins grasses et moins humides, et où le travail de la végétation serait moins actif et moins rapproché (3). — Les plantes cultivées en *touffes serrées*, ou bien dans des lieux bas et humides où l'air ne circule pas, et pendant des saisons pluvieuses, sont ordinairement attaquées par les *érysiphès* (espèce de champignon gris, pulvérulent, sous forme de duvet tuberculeux, etc.), tandis que les plantes *sauvages* sont moins sujettes à être

---

(1) Gazette salut. 1770, n.° XLI. — *Plenciz, de contagio*, p. 104.

(2) Mémoires de Berne, 1768. *Voy.* Targioni, dans le compte que ce physicien rend des rouilles de 1765 et 1766, en Toscane.

(3) Institut national, 1.re classe, t. VI. Mém. p. 529.

salies par ces cryptogames morbides, surtout dans les terrains secs et élevés (1). D'après ce, n'est-ce pas en s'opposant à l'établissement des maladies contagieuses parmi les céréales que le *hersage* de ces plantes, pratiqué au commencement du printemps, et le *clair-semé* des grains (d'où il résulte en outre une grande économie de semailles), agissent avec un avantage réel (2)? Le bénéfice double obtenu par le clair-semé est surtout encore manifeste pour le framboisier, dont il faut placer tous les drageons à trois pieds l'un de l'autre, si l'on veut qu'ils ne se nuisent par la suite (3). Car il faut encore dire ici que s'il est des plantes dissemblables qui ne se *craignent* pas, il en est d'autres qui forment des sociétés isolées et sans mélange d'aucune autre espèce, ou même qui se nuisent par leur voisinage (4).

4.° Dans la maladie des végétaux connue sous les noms de *blanc*, de *lèpre*, de *meunier*, et qui se montre particulièrement dans les plantes venues *sur couche*, *sous cloches* ou *sous chassis*, et après des ondées passagères, mais qui sont sui-

---

(1) Dict. des Sciences natur. t. XV, p. 266.

(2) *Journal du départ. de l'Eure*, t. V, p. 16.

(3) Dict. des Sciences natur. t. XLV, p. 195.

(4) Draparnaud, *Discours sur l'hist. naturelle*, in-8.°, an IX, p. 56.

vies de *coups de soleil violens*, ainsi que dans celles qui sont couvertes de *mousse*, de *chicots*, de *chancres*, il n'y a point de meilleur remède pour la combattre que de laver avec soin les branches non encore atteintes et de retrancher celles qui sont malades (1). C'est dans une semblable vue que la branche sèche d'un arbre, d'un arbrisseau, etc., provoquant la dessication de la branche voisine, doit être plus ou moins promptement retranchée. — Dans le Gâtinois, où la culture du safran souffrait depuis long-temps de grandes pertes, M. Duhamel observa qu'il suffisait de transporter un des oignons malades, ou une portion de terre infectée, dans un champ pour lui communiquer le vice ou la maladie de ces oignons, laquelle provenait d'une plante parasite, composée de ganglions et de filamens très-longs qui pénètrent jusque dans les bulbes du safran, dont ils détournaient les sucs. Ce même savant a remarqué qu'on en arrêtait sûrement les progrès en faisant une fosse circulaire autour du foyer de la contagion végétale, dont ses essais avaient démontré l'existence (2).

En sens contraire, n'a-t-on pas lieu d'obser-

---

(1) Dict. des Sciences natur. t. IV, p. 445.
(2) Soc. roy. de médec. t. IV. Hist., p. 10.

ver que les coupes *blanches*, auxquelles il faut préférer toujours des coupes régulières, mais circonscrites, éloignées et par petits cantons (1), ou que les grands abattis dans les plus vastes forêts nuisent principalement, en ce qu'elles *raréfient* ou éloignent trop l'influence de reproduction de la part des grands végétaux, dont le rapprochement convenable ne fait ordinairement que favoriser la venue et renforcer l'accroissement?

Influence du sang vivant sur le sang dépourvu de vie.

Ce dernier fait, tiré du règne végétal, m'amène naturellement à faire mention de l'influence positive que le sang *vivant* exerce sur le sang déjà *mort*, mais qui est encore en contact avec le premier. Écoutons Schultz, qui en parle comme d'un phénomène curieux : « Si une » masse de sang sortie des vaisseaux, et déjà » privée de mouvement, reste en contact pen- » dant quelque temps avec le sang vivant qui » sort ensuite de ces mêmes vaisseaux, les mou- » vemens vitaux se raniment peu à peu dans la » portion morte, par l'effet de la tension vitale » dans laquelle les particules de l'un entrent à » l'égard de celles de l'autre. » C'est de cette manière que l'on peut concevoir et expliquer la résorption ou la rentrée dans le torrent cir-

---

(1) Jouy, *l'Ermite en province*, in-12, t. IV, p. 167.

culatoire du sang épanché et coagulé entre les
lèvres d'une plaie, et que l'on peut dire que le
sang, déjà privé de mouvement, est à même de
reprendre vie par son contact avec du sang
frais (1). De cette observation, il faut conclure
que les globules du sang ont un mouvement
propre d'après lequel ils sont attirés les uns vers
les autres, de manière que, quoique placés à
une certaine distance les uns des autres, même
hors de leurs canaux, un globule qui se sera
arrêté, se remettra en mouvement dès qu'un
autre globule viendra à passer près de lui, même
sans le toucher (2).

Ces différens cas, provenant principalement
du règne minéral et du règne végétal, ne doi-
vent-ils pas faire présumer au moins, 1.º que la
contagion animale, dont il sera question plus
amplement dans le deuxième Mémoire suivant,
tient quelque chose de la *génération* que l'on
sait avoir lieu chez les animaux d'espèces voi-
sines, et de la *fécondation* mutuelle d'espèces
également rapprochées (3), et qu'elle est même
une espèce de *greffe* entre des corps différens,

---

(1) Bullet. des Sciences médic. t. V, p. 241 et 242.
(2) Journal des progrès, etc. des Sc. méd. t. X, p. 9.
(3) Dict. des Sciences natur. t. XVI, p. 508. — Journ.
des progrès, etc. des Sciences médic. t. VIII, p. 52.

mais *qui ont entr'eux la plus grande analogie*, telles que les différentes variétés de cerisiers, de pommiers, etc., dont la végétation doit encore être en certain accord, vu que si cet accord n'existe pas, le succès de l'opération est incertain, ou il n'est que de peu de durée (1)?

En définitive, toute contagion suppose au moins deux corps, *l'un agissant sur l'autre*. Car s'ils jouissaient de forces égales, ils n'existeraient que par une énergie qui leur serait propre et particulière, et à l'aide de laquelle ils seraient tous les deux indépendans l'un de l'autre ; et de cette impuissance de s'influencer réciproquement, il naîtrait un parfait équilibre qui, dans la contagion, ne peut exister ; car alors un des deux corps est plus fort que l'autre. Quoique l'on ne puisse pas précisément statuer auquel des deux appartient la dominance d'action, il est plus que probable que le premier contagié jouit d'une constitution plus forte que celui à qui il communique ensuite son état maladif. Ne sait-on pas en effet que les passions tristes sont *déprimantes*, affaiblissantes ; qu'elles disposent ainsi aux maladies contagieuses (2) ;

---

(1) Dict. des Sciences natur. t. XIX, p. 351.

(2) *Voyez* mon ouvrage sur la contagion, imprimé en 1822, p. 11. — Albrecht, *de effectibus musices, Lipsiæ*, 1754, p. 135.

et qu'au sujet de la coqueluche, par exemple, la contagion se communique plus volontiers des enfans aînés aux cadets (1)? Dans tous les cas, l'on n'oubliera pas que la communication de l'état d'un corps malade à un corps encore *presque sain* ne doit s'effectuer que par la sympathie ou plutôt par l'analogie, par la conformité et l'aptitude des mêmes organes des deux corps, tout comme les *contagions locales*, chez une personne, n'ont lieu que par l'association ou le *consensus* des mouvemens et des fonctions des parties lésées avec d'autres (du même corps) qui ne le sont pas encore (2).

Comme d'après les liaisons intimes qui règnent entre notre partie pensante et notre partie sensible et matérielle, il existe des contagions *morales* (3) comme des contagions *physiques*, il serait facile d'expliquer l'influence des grandes villes, *où l'opulence fait naître l'opulence, comme la misère engendre la misère*, et comme la confiance appelle la confiance (4), et il serait naturel d'admettre que c'est à une contagion morale, mais avantageuse, que l'on doit rap-

---

(1) Joseph Franck, *Praxeos*, *etc.* t. XI, p. 464.
(2) Darwin, *Zoonomia*, sect. XXXIII, 2-9.
(3) *Voyez* le § IV du 2.e Mémoire.
(4) Encyclop. moderne, t. V, p. 401.

porter l'action que nous exerçons tous les uns sur les autres, et qui est proportionnée à l'étendue de nos facultés intellectuelles, de manière que l'action combinée de *toutes* les intelligences, même médiocres, est plus puissante que celle d'un *seul* homme de génie (1).

Il résulte donc de tout ce qui a été dit jusqu'ici, et il résultera probablement de tout ce qui sera répété plus au long par la suite, que, pour l'établissement de la contagion, il est nécessaire qu'il existe un certain rapport d'organisation entre le *contagié* et *l'exposé*, ainsi qu'une identité plus ou moins complète dans l'action d'une ou de plusieurs des six choses non naturelles sous l'influence et l'effet desquelles l'un et l'autre individu se trouvent. Ainsi, les exanthèmes cutanés se communiquent le plus souvent aux sujets non encore malades, mais dont l'enveloppe extérieure présente des affinités plus ou moins décidées avec celle du sujet qui a l'éruption contagieuse; ainsi, l'on se rendra facilement raison de la tendance qu'ont, par exemple, un érysipèle, des dartres, etc., à s'étendre ou à produire des métastases, laquelle tendance vient moins d'un âcre corrosif et séreux, que de l'inflammation dont peuvent être

Conditions pour l'établissement de la contagion.

____

(1) *Le Globe*, t. III, n.º 2, p. 10.

prises les parties contiguës ou consensuelles (1),
et qui établit réellement une identité d'état

---

(1) *Voy*. Hildenbrand, *Rat. med. pars* I, *p.* 78. — Le cas suivant pourra confirmer mon assertion. M. Baudit aîné, négociant genevois, et, quoique étranger à Lyon, défenseur intrépide de l'ordre public, reçoit, dans l'affaire du 22 novembre 1831, qui fut si désastreuse pour les habitans et pour le commerce de cette ville, un coup de feu dont la balle lui traverse le haut du bras gauche, et va sortir derrière l'épaule correspondante, au-dessous de l'épine de l'omoplate. Le pansement le plus méthodique et le plus simple (après le débridement convenable des deux plaies), joint aux secours tirés de l'hygiène, dans lesquels entrèrent *l'exercice* modéré des extrémités inférieures et *l'exercitation* douce et variée des parties supérieures, eut tout le succès possible. Mais, dans le cours du traitement, j'eus l'occasion de remarquer l'influence des deux plaies sur les parties ambiantes; et en effet, l'application de plumasseaux de charpie, légèrement enduits d'onguent digestif simple, finit par déterminer un érythème pustuleux sur le pourtour de chaque solution de continuité; et ce qu'il y eut d'assez singulier, c'est que presque tout le bras, toute l'épaule, et une portion du dos, dont le système cutané et musculaire *avait été ébranlé et excité* par la même cause qui avait produit les deux plaies, furent atteints d'une éruption analogue à celle de ces dernières. Je n'eus besoin que de panser à sec les solutions de continuité, et la disparition de leur rougeur et de leurs boutons fut bientôt suivie de celle des autres parties environnantes, sans qu'il fût nécessaire de les recouvrir d'aucun topique. — Cette communication ou extension de l'état morbide

entre les dernières et celles qui étaient déjà malades.

Avant d'aller plus avant, je ferai une observation importante ; elle est relative aux individus *exposés*, dont les uns n'auront qu'un accident de maladie *sporadique*, et dont les autres encourront l'atteinte d'une affection *épidémique*, tandis que quelques-uns enfin auront plus spécialement à redouter des attaques *contagieuses :* Je m'explique.

1.° Une maladie *sporadique* survient à des personnes qui sont comme isolées, et qui, en quelque manière, n'ont presque rien de commun avec ceux qui sont dans leurs alentours ; la cause maladive leur est comme inhérente et exclusive : elle tient ainsi, par exemple, à une seule erreur dans le régime, ou à une seule émotion de l'âme, etc., sous l'empire de laquelle un dérangement survenant dans la transpiration ou autre excrétion, il se fait sur les systèmes intérieurs un *raptus* nevroso-humoral, d'où résultent des symptômes maladifs

Quand une maladie est ou sporadique, ou épidémique, ou contagieuse.

---

d'une plaie aux organes voisins ou sympathiques a également et facilement lieu de l'un à l'autre des tissus ou systèmes *symétriques*, quand l'un des deux est morbidement affecté, et elle s'explique de même. Qui ignore la lésion simultanée ou successive des yeux, des seins, des testicules, etc. etc. ?

dépendant d'un dérangement dans les fonctions de l'un ou l'autre de ces systèmes intérieurs : c'est ce qui arrive particulièrement aux buveurs, aux dissolus, aux emportés, etc. etc.

2.° Chez ceux qui sont en proie aux affections *épidémiques*, les agens morbides, tirés des six choses non-naturelles, n'ont point une action sur quelques individualités seules, mais ils l'exercent à la fois ou successivement sur plusieurs d'elles, quoique celles-ci puissent être hors de toute influence réciproque et mutuelle. Un tel résultat a lieu pour tous ceux qui non-seulement subissent un travail ou une gêne dans le système digestif, ou une surcharge dans le système respiratoire, ou une irritation et congestion dans le système cérébral, mais qui en même temps éprouvent désavantageusement l'action développée et exaltée d'une ou de plusieurs des six choses non-naturelles, communes à plusieurs individus.

3.° Enfin, l'état de ceux qui prennent une maladie *contagieuse* tient à la réunion de l'influence d'une, ou de deux, ou de plusieurs des six choses non-naturelles, avec celle que les corps malades peuvent opérer sur d'autres corps voisins, plus ou moins sains, qui leur sont des analogues et qui se trouvent plongés dans une atmosphère étroite, insalubre, et affoiblis par

une mauvaise alimentation , etc. etc.; circonstances où les *consensus* mutuels se multiplient,
où la confusion s'organise en quelque sorte , et
où le contact devient périlleux ; c'est de ces
derniers qu'il va être question , mais après que
je me serai rendu encore plus clair par l'observation suivante.

Dans la dominance ou constitution catarrhale
qui a régné à Lyon pendant les mois précédens ,
il y a eu quelques cas particuliers et individuels
de catarrhe ou pulmonaire , ou intestinal, ou
cutané , etc., survenus chez des sujets éprouvés,
affaiblis ou bouleversés par les événemens des
21 et 22 novembre 1831 , et qui s'en sont vus
plus susceptibles de l'action d'un air froid et humide, et conséquemment plus exposés à se plaindre d'une irritation des muqueuses accompagnée
de symptômes plus ou moins tranchés. Jusque là
ces attaques de catarrhe n'étaient que sporadiques; mais l'atmosphère se soutenant dans le
même mode froid et mou , et le premier dérangement de nos corps continuant d'avoir ses
effets , il est survenu une extension du génie
catarrhal sur toutes les maladies qui, devenues
beaucoup plus nombreuses et plus graves, ont
constitué une véritable épidémie catarrhale, laquelle a fait plusieurs victimes, surtout chez les
personnes âgées, ou chez celles dont un prin-

cipal système était, depuis plus ou moins de temps, dans un état ou de faiblesse ou de souffrance. Mais, en général, l'on n'a pas pu dire que l'épidémie fût contagieuse (1). Cependant cette dégénérescence ou cette complication n'était pas impossible ; elle aurait même eu probablement lieu si, par la réunion d'une température plus douce, mais plus mollasse, à une nourriture défectueuse et commune pour tous, à un moral affaibli, à une habitation insalubre et peu vaste, à un air marécageux ou inquiné, à des occupations énervantes et presque les mêmes pour un chacun, il fût survenu dans la masse de la population une telle position qu'il en serait résulté une analogie plus ou moins complète entre des individus déjà malades et des indivi-

---

(1) Toutefois, à la rigueur, on pourrait avancer qu'il y a eu quelques exemples de catarrhes contagieux, quoique légers ; car on a été à même de bien remarquer que des baisers un peu vifs et donnés ou pris sur la bouche des personnes fatiguées d'un rhume de cerveau, ont été suivis de la communication de ce coryza aux personnes de l'un ou de l'autre sexe qui y avaient la moindre disposition. Cette contagion catarrhale assez légère peut facilement expliquer celle de la maladie vénérienne et celle de la phthisie pulmonaire entre deux amans, deux époux qui se confondent et s'identifient en quelque manière par le sentiment, par la manière de vivre, etc. etc.

2..

dus exposés à le devenir, ainsi qu'un *consensus* d'organisation entre ces deux classes, et une parité d'action d'une ou de plusieurs des six choses non-naturelles.

Deuxième Mémoire.

MALADIES PESTILENTIELLES ET CONTAGIEUSES, CONNUES SOUS LES NOMS DE *CHOLERA-MOR-BUS*, DE *FIÈVRE-JAUNE* ET DE *PESTE* (1).

§ Ier. — Comme de tous temps il y a eu des no-sologistes qui se sont crus obligés d'agrandir le tableau de nos infirmités, souvent d'après une différence simplement accidentelle qui peut se rencontrer dans un groupe de tels ou tels symp-tômes morbides, lesquels toutefois ne forment réellement qu'une variété ou une individualité purement éventuelle, il n'est pas étonnant qu'au sujet de certaines fièvres pestilentielles, il existe

Erreur des nosographes.

---

(1) Parmi les diverses notions dont ce Mémoire se compose, il en est plusieurs qui sont extraites de quelques-uns de mes ouvrages, et surtout de celui qui a pour titre : *Observations et Réflexions sur les causes, etc., de la contagion dans différentes maladies*, et qui a été imprimé en 1822 ; mais comme les idées que j'y émets ne sont pas absolument répandues, malgré leur importance, j'ai cru devoir les répéter ici.

encore aujourd'hui des médecins qui songent à les *particulariser*, de manière à vouloir en faire des espèces distinctes, ou même des genres plus tranchans, lesquels cependant ne sont nullement dans la nature. Aussi vaudrait-il mieux, du moins à mon avis, désigner sous le nom bien significatif de *typhus* toutes les pyrexies appelées *ataxiques*, *adynamiques*, *putrides*, *pestilentielles*, *etc.*, lesquelles, en effet, se ressemblant ou par leur gravité, ou par la rapidité de leur marche, ou par l'irrégularité de leurs phénomènes, ne doivent vraiment faire qu'une seule et même famille, quoique les unes ou les autres puissent se ressentir parfois d'une influence locale ou fortuite, et présenter de temps en temps des nuances peu caractéristiques, et que néanmoins quelques-uns voudraient faire regarder comme des différences essentielles. Cette observation, plus pratique qu'on ne le pense, est surtout applicable au fléau qui paraît nous menacer dans ce moment, et que je rangerai ainsi, par ses analogies et ses rapports avec d'autres maladies pestilentielles non moins désastreuses.

Le choléra, la fièvre-jaune et la peste sont des typhus.

En effet, il n'est point de *Cholera morbus* (Typhus des Indes), ni de *Fièvre-jaune* (Typhus d'Amérique), ni de *Peste* proprement dite (Typhus d'Orient), qui ait des symptômes univoques, ou plutôt qui n'emprunte fréquemment des symptômes plus particuliers à l'une ou à l'autre de ces maladies, dont le *facies* d'ailleurs peut ne pas être toujours *identique*, puisqu'on a vu la même épidémie contagieuse éclore dans une contrée pendant une saison *trop long-temps froide*, ainsi que dans une autre région par une température *trop constamment chaude*, et qu'il est d'observation que le climat influe évidemment sur les symptômes d'une maladie populaire, etc. Déjà plusieurs observateurs ont positivement établi des rapports qui unissent et le typhus *asiatique* (1) et le typhus *icterodes*, et

---

(1) Le cholera-morbus est la *fièvre cholérique* de *Juncker*, l'*Iléus* ou la *passion iliaque* des Indes, l'*Ouragan des Arabes*, la *Peste des Indes des Bengaliens*, le *Fer chaud* de *Goa*, la *Dyssenterie asiatique*, la *Dyssenterie avec vomissement*, le *Mal-de-chien* (Mordechin) et le *Trousse-galant* des Français, la *Passio felliflua* de quelques-uns, etc., le *Woba* ou *Cholera indien*, ou *Cholera spasmodique* des Anglais, etc, et le *Morbus oryzœus* du docteur Tytler, qui l'attribuait à la mauvaise qualité du riz (nourriture du peuple indien), causée par les inondations. On a encore dit, il y a long-temps, que le choléra était le plus souvent précédé de la fièvre continue, dite *leipyrie*, où les parties externes sont froides, tandis que les malades se plaignent de brûler en-dedans, et dont la terminaison se fait par le choléra. *Guill. Ballonii opera*, etc. t. II, p. **251.**

j'ai moi-même tracé d'une manière péremptoire, dans mon ouvrage sur la contagion (*pages* 27, 41, 246, 248), l'affiliation bien évidente entre ce dernier typhus et celui *d'Orient*. Ainsi, il est convenable, utile et même nécessaire de ne point séparer les unes ou les autres de ces pestilences, et de les envisager et examiner ensemble, de manière à appliquer également à chacune d'elles les considérations générales suivantes; mais, avant tout, il paraît utile de s'expliquer et de s'entendre sur les mots *infection* et *contagion*, journellement et confusément employés dans les écrits et les discussions, et dont néanmoins le sens ne peut être trop fixé.

Différence des mots infection et contagion.

§ II.—La lésion par *infection* est le résultat des miasmes délétères que peuvent fournir les substances *végétales* ou *animales*, mais *désorganisées* et *privées de la vie;* celle par *contagion* doit être attribuée à des miasmes morbides transmis des corps malades (mais encore vivans) à d'autres corps qui sont prêts à le devenir. Il est hors de doute, 1.º que l'infection *inorganique*, provenant d'émanations qui s'échappent d'un corps *mort* (même à la suite d'un typhus pestilentiel) doivent produire des altérations morbides bien différentes de celles causées par les miasmes fournis par un individu *vivant*, atteint de la même fièvre typhoïde; et 2.° que les premiers miasmes, quelquefois susceptibles de devenir contagieux, mais beaucoup moins que les derniers, paraissent constituer une classe de maladies servant d'intermédiaire entre les maladies *contagieuses* proprement dites et les *épidémiques*. L'on pourra donc ajouter ici que l'infection *inorganique*, rigoureusement parlant, ne suppose pas toujours la contagion, tandis que celle-ci suppose toujours l'infection (*Voy. mon ouvr. p.* 80). Quant à la véritable contagion, qui n'est qu'une infection *organique*, appelée autrement infection *miasmatique*, *contagion vive*, etc., et dont je ne chercherai pas à prouver explicitement l'existence, quoiqu'il soit entré dans l'esprit de quelques exclusifs ou monomanes de la nier dans tous les cas, elle peut avoir lieu par des émanations délétères qui, sortant *activement* de quelques sujets malades, font développer des symptômes tout autres que ceux fournis *passivement* par ces mêmes individus. En outre, c'est en supposant la *dominance*, ou des miasmes *organiques*, ou des éffluves *inorganiques*, que l'on peut expliquer pourquoi la même maladie (en apparence) peut se montrer contagieuse dans un pays, et pendant une ou deux années, ou simplement épidémique pendant un autre espace de temps et dans une autre contrée. Mais ce sur quoi il est bon d'insister et d'appeler la réflexion, c'est que la première période d'action morbide d'un typhus pestilentiel et contagieux, qui a reçu les diverses dénominations de *nerveuse*, de *sténique*, de *latente*, de *centripète*, etc., par les uns, de *concentration* et de *délitescence*, par les autres, est *exclusive au malade*, tandis que la période suivante, celle pendant laquelle l'état du *contagié peut influer sur celui des personnes qui communiquent avec lui*, a été désignée par les noms d'*expansive*, de *centrifuge*, d'*asthénique*, de *constitutionnelle*, d'*action générale*, de *contagion proprement dite*, d'*ébullition*, d'*éruption*, etc. — C'est à l'occasion du travail intrinsèque et particulier qui s'opère chez l'infecté, et pendant la première période, que l'on peut croire que nos influences mutuelles modifient celles de l'air sur nous, de manière qu'il sera permis de déclarer que c'est pendant cette modification de l'influence de l'air que les maladies *prises* font des progrès dans l'intérieur de nos parties. Ainsi, en n'appliquant cette observation qu'à un air marécageux, par exemple, l'on dira que c'est au milieu des exhalaisons épaisses de cet air que les habitans d'un hameau, d'un bourg, d'une ville, voient leurs relations d'expansions mutuelles se circonscrire, devenir

Nos influences mutuelles sont modifiées par celles de l'air.

comme stationnaires (1), et que c'est dans cette même circonstance d'un temps nébuleux et pluvieux (surtout quand simultanément il est froid) que la maladie, dont probablement le miasme morbide a été déposé ou appliqué sur une partie de notre corps par un air un peu léger et un peu chaud, s'introduit et fait des progrès dans les organes de l'intérieur, lesquels, en conséquence, soumis à une impression maladive, manifestent et exercent une moindre expansion à l'extérieur.... Mais, par une espèce de compensation, chaque corps malade est, en quelque sorte, malade pour lui-même et pour lui seul.

§ III. — C'est alors que l'on conçoit que les efforts et les mouvemens vitaux s'opèrent de la circonférence au centre, et tendent moins à favoriser l'absorption des miasmes (qui ne sont encore soumis qu'à un simple contact avec la surface de notre système cutané), qu'à agir sur ceux qui sont déjà introduits dans l'intérieur de nos organes, ou à en recevoir une influence,

---

(1) Fodéré a dit, après moi, que dans les lieux marécageux, le choléra, ou autre typhus, peut n'être qu'*épidémique*, parce que l'influence des individus malades les uns sur les autres est empêchée, ou au moins diminuée, par l'existence intermédiaire d'un air matériel, humide, froid, etc.

une modification quelconque. — Me voilà amené naturellement à avancer que l'apparition des symptômes de la première période des épidémies contagieuses ne doit pas toujours être attribuée à l'action nuisible de l'air, mais plutôt, que leur développement a lieu (chez le malade) et que leur gravité augmente toutes les fois que l'action de l'atmosphère sur nos corps est gênée et qu'elle diminue. Maintenant, je dirai qu'il faut entendre par *contagion* proprement dite,

Définition de la contagion.

« la communication d'un mode d'exister non » ordinaire, dont est supposé jouir un corps » organisé, à un ou à plusieurs autres corps » avec lesquels le premier exerçait, étant dans » son état primitif et naturel, des analogies, des » relations et des *consensus.* »

Influence mutuelle des gens bien portans et des malades.

§ IV. — D'après cette définition, il faudra admettre des contagions *morales* (1) et des con-

---

(1) Pour la contagion morale, généralement plus facile chez les femmes (*voyez* le Rapport secret sur le mesmérisme, fait au roi et rédigé par Bailly, dans le *Conservateur de François de Neufchâteau*, t. I, p. 147), il faut également un rapprochement plus ou moins complet de manière d'être et même de penser entre différens individus. *Contagion du courage.* Le courage, par exemple, se donne et se communique plus volontiers à ceux dont l'âge, le tempérament et l'opinion politique ou religieuse s'accordent assez bien. Les fastes militaires en font foi, et tout récemment en-

tagions *physiques*, et avouer qu'en établissant des corps *malades* parmi des corps *sains*, ces derniers, avec l'activité de leur principe vital

---

core on en a eu la preuve dans les malheureux événemens qui ont eu lieu à Lyon en novembre 1831. Car on a pu voir (du moins dans les quartiers environnans de la place des Cordeliers, où les deux partis se sont fusillés de tous côtés et sans relâche, depuis dix heures du matin jusqu'à quatre heures de relevée) que le peu de gardes nationaux qui se sont héroïquement défendus, étaient à peu près du même âge, et *du mouvement*. Il m'a été assuré que, dans d'autres parties de la ville, les carlistes avaient également opposé une valeureuse résistance ; tandis que, en général, le *juste-milieu*, accusé, sans doute à tort, de peu de nationalité et d'énergie individuelle, avait montré une prudence exemplaire. Du reste, il paraît que cette dernière conduite aurait dû être celle de tout le monde, car elle a été approuvée et récompensée par le gouvernement de Philippe. — Puisque je parle d'une bien triste révolution, qu'un peu moins d'égoïsme et plus de philanthropie et de prévoyance auraient facilement empêchée, et dont le dénouement miraculeux a de suite eu lieu par l'ordre venu du désordre lui-même, on me saura peut-être gré de la publication de l'épisode suivant.

Au moment où le trompette parlementaire proclamait, sur la place des Cordeliers, la cessation des hostilités entre les combattans des deux partis, les gardes nationaux et un détachement du 13.e de ligne se portent à la rencontre des ouvriers pour fraterniser avec eux ; un chef de ces derniers, vêtu d'un habit de chasse bleu, à boutons de métal, et coiffé d'un shako recouvert d'une

plus développée et plus énergique, agiront fa-
vorablement sur les premiers, dont la conva-
lescence n'éprouvera pas cette lenteur qui se

---

toile cirée et sans pompon, s'élance, brandissant son
sabre, au-devant du commandant des militaires du 13.e,
comme pour l'intimider.... mais le reconnaissant bientôt :
« Quoi! c'est vous, mon capitaine! lui dit-il. — Où m'a-
vez-vous donc vu? lui demande celui-ci, tout étonné de
s'entendre appeler par son nom. — Comment, vous ne
reconnaissez pas votre sergent, qui a servi sous vos
ordres en Italie!.. » Dès ce moment, une poignée de
mains annonce et cimente le plaisir d'une rencontre si
imprévue.... « Amis, s'écrie alors l'ex-militaire en se
tournant vers les ouvriers, laissez passer ce brave.... —
Volontiers, répondent ceux-ci, pourvu qu'il rende son
épée et les fusils de ses soldats!... » A ces mots, le capitaine regardant le sergent, lui adresse les paroles suivantes : « Camarade, vous venez de me prouver que
vous n'aviez pas oublié que je vous avais conduit dans
le chemin de l'honneur, ainsi je ne crains rien de vous ;
mais, d'après ce que je viens d'entendre, ceux que vous
commandez veulent exiger ce que nous n'accorderons
jamais ; ils peuvent nous assassiner, mais jamais nous ne
leur rendrons nos armes. — Eh bien, soit! lui réplique
l'ancien sous-officier ; *les ouvriers de Lyon apprécient et
honorent le courage ;* allez et ne craignez rien. » — Le
détachement du 13.e, ayant à sa tête son capitaine, dont
j'ignore le nom, mais dont je savais l'état souffrant par
une ancienne et volumineuse hernie non réduite, quitte
la place, enfile la rue Buisson, et se replie assez tran-
quillement sur les postes les plus voisins. = Je ne termi-

remarque dans les hôpitaux, tandis que si, par un moindre nombre de personnes bien portantes, ou si, par une disposition quelconque à dé-

---

loge de quel-
médecins
harmaciens
yon.

nerai pas cette note sur les événemens de Lyon, sans faire l'éloge bien mérité des pharmaciens, M. Pelletier, dont le domicile a été le refuge et le séjour de plusieurs honorables blessés ; M. Guillermond qui, à ses grands périls et seulement aidé de ses jeunes gens, a prodigué des secours en tout genre à des militaires du 13.e, et M. Guichard, dont la pharmacie (place des Cordeliers) a été, toute la journée du 22 novembre 1831, l'ambulance la plus active, où les provisions en linges, médicamens, bouillons, vins, etc., n'ont cessé d'être abondamment fournies aux soldats, aux gardes nationaux et aux ouvriers, le plus souvent par les soins de Mme son épouse, qui n'a quitté l'établissement qu'à la fin du drame, et pour voler auprès de ses enfans, qu'elle avait comme oubliés, tant qu'elle avait pu seconder le dévouement et le zèle de M. le docteur Ozanam et surtout de M. le docteur Barangeard, constamment sur la place ou à ladite ambulance, pour y panser les blessés, lesquels étaient de-là transportés dans la maison Boissieu (place du Concert), où M. le docteur Janson avait fait préparer une salle pour les recevoir. Honneur à ces philanthropes dont l'intérêt particulier s'est tû devant celui de leurs concitoyens, *quels qu'ils fussent*, et dont la modestie ne leur a point permis de songer à réclamer la moindre parcelle des récompenses offertes ou accordées à quelques individus, qui cependant n'ont pas couru de plus grands dangers que ceux qui les ont ou qui les auraient *sagement* refusées !!...

cliner de leur état de santé, l'influence de *leurs atmosphères* ne prédomine pas sur celles des faibles ou des malades, l'on s'apercevra que non-seulement les convalescens languiront et auront facilement des récidives, mais encore que les sujets qui se portaient bien, souffriront des altérations plus ou moins sensibles dans leur état physique.

§ V. — Cette communication ou transmission de mode ou manière d'être ne s'exerce pas toujours invariablement; elle peut différer dans une infinité de circonstances; et même la *contagionabilité* ne s'exerce pas dans toutes les périodes d'une fièvre contagieuse. Ordinairement, ce n'est que vers la fin de la deuxième ou au commencement de la troisième période (*époques où la vitalité se réveille et se manifeste, au moins momentanément*) qu'elle se développe.

Relativement aux différens temps d'une maladie contagieuse, la durée de chacun pouvant varier, il est facile de concevoir que le danger est toujours proportionné au peu d'intervalle qui les sépare, et surtout au nombre des systèmes organiques qui s'en trouvent lésés.

§ VI. — Tout ce qui augmentera ou diminuera les influences réciproques entre les *contagiés* et les *exposés* favorisera ou enrayera les

progrès et l'énergie de la contagion. Cette assertion aphoristique conduit naturellement à ajouter que des nuances dans l'identité de position
des uns et des autres, en amèneront aussi dans
les symptômes morbides, de sorte que, nullement invariables, ces mêmes symptômes offri-
ront autant de différences qu'il y en aura, soit
dans les parties plus ou moins directement
compromises, soit dans les circonstances *anté-
rieures* et *actuelles* où peuvent s'être trouvées
les personnes atteintes de la maladie communi-
cable; d'où j'ai conclu (*page* 18 de mon *Traité
sur la contagion*) qu'une épidémie peut devenir
pestilentielle et contagieuse, s'il existe une analogie plus ou moins tranchante entre l'individu
déjà malade et l'individu exposé à le devenir;
et, 2.º qu'il n'y a point de contagion, à moins
d'une activité vicieuse ou d'une direction non-
naturelle du principe vital d'un des systèmes
du premier individu sur un système analogue
du dernier.

§ VII. — Les notions précédentes feront
sans doute bien comprendre celles qui sui-
vent.

1.º L'élément de toute maladie communi-
cable présentera un danger d'autant plus grand
que les corps qui s'y exposeront seront *étran-
gers* aux changemens apportés par cette mala-

die, et que ces mêmes changemens surviendront *brusquement*.

2.º Plus les phénomènes produits par la contagion seront *extérieurs* et bornés à la périphérie du corps, moins de péril le malade encourra; *et vice versâ*, il y aura d'autant plus de dangers que les symptômes seront plus *intérieurs*.

3.º C'est dans les contrées où les saisons sont *mieux établies* et plus régulièrement *soutenues*, et où l'atmosphère est moins souvent orageuse et troublée, qu'apparaissent le plus fréquemment les maladies générales contagieuses, parce que la moindre vicissitude atmosphérique et le plus léger changement dans la température y affectent radicalement les corps animés, qui d'ailleurs y sont soumis au même air et aux mêmes choses non-naturelles.

4.º La contagion sévit avec d'autant plus de fureur que les gens qu'elle *attaque* sont *plus robustes*, et qu'elle a eu *plus de peine à s'établir* dans des temps et dans des lieux qui, par leur nature, semblaient lui être opposés.

Quand la contagion passe d'un sujet à un autre.

§ VIII. — Il résulte de tout ce qui vient d'être avancé, que pour l'établissement de la contagion proprement dite, et pendant la dominance de laquelle il n'est pas rare de voir qu'un état maladif semblable peut encore exister simultanément comme *épidémique* dans quelques individus, et comme *sporadique* dans d'autres, il faut que la transmission de l'état morbide d'une partie déterminée d'un individu ait lieu sur la partie analogue du second individu, exposé aux miasmes contagieux. Ainsi, il ne faut pas croire à la contagion parce que un ou deux sujets, qui se seront exposés de près à la vapeur qui s'exhale (chez un troisième) d'une muqueuse fortement enflammée, auront contracté une maladie dans une partie éloignée et *tout autre* que celle du malade que les deux autres soignaient.

Il résulte encore que, comme il n'y a point de contagion *absolue*, et que, comme la propagation de toute contagion n'a lieu que d'après la conformité des organes et d'après la parité des circonstances où se trouvent les malades et ceux qui sont exposés à le devenir, il ne faut pas s'étonner si les différentes maladies pestilentielles, en se déclarant, par exemple, dans les camps ou dans les salles de blessés, paraissent les unes et les autres reconnaître des limites, et épargner tous ceux dont l'organisation partielle ou générale se trouve différer de l'organisation de ceux qui en sont atteints.

§ IX. — Pour faire mieux comprendre ce que j'ai déjà rapporté sur les affinités et les

sympathies entre différens individus, j'ajoute-
rai, 1.º que le plus souvent, dans une épidémie
contagieuse, les organes et les systèmes qui en
sont le plus lésés se trouvent soumis à l'impression de celle des six choses non-naturelles
qui paraît la plus identique pour les malades;
c'est ainsi que, dans les hôpitaux encombrés,
les sujets qui succombent, par exemple, de la
petite-vérole présentent *des lésions dans les
voies aériennes*, parce que *l'air* de ces établissemens est la *chose non-naturelle* par laquelle les
individus sont le plus nécessairement influen-
cés; et, 2.º que les unes et les autres de ces
sympathies ou affinités augmentent encore pendant les horreurs de la guerre, où chacun
souffre et vit mal, où tous observent le même
régime, supportent les mêmes peines, les mêmes privations, les mêmes misères, et éprouvent les mêmes anxiétés; et pendant les cala-
mités publiques, où tous les habitans d'une
ville, tous les soldats d'une armée sont au milieu des mêmes circonstances énervantes, et
sont en proie aux mêmes fatigues du corps, aux
mêmes contentions d'esprit, etc. etc., de manière que dans ces conjonctures, une maladie
quelconque tend à devenir générale, épidémique et contagieuse, pour peu qu'il vienne se
joindre à leur action l'influence des temps, des

lieux, de l'idiosyncrasie, etc.; tandis que, survenant dans toute autre occasion, où l'exercice, les affaires, l'état de l'âme et du physique varieraient pour chacun, cette même maladie ne pourrait être que sporadique, et nullement contagieuse. N'est-ce pas, en effet, par suite d'une *position différente* que les blessés de l'armée française d'Orient, transportés dans les hôpitaux immédiatement après la bataille d'Héliopolis, y présentèrent *seuls* des accidens de fièvre-jaune, tandis que les autres militaires, également mutilés, mais traités dans des maisons particulières, et plus résignés, ou moins à plaindre dans leur triste position, n'en offrirent

aucun? *Et vice versâ*, n'est-ce pas à la parité ou à l'identité de condition et d'état où se trouve toute une population que, dans une famine, qui est de toutes les circonstances débilitantes celle qui influe le plus désavantageusement sur le système digestif en particulier, et dont les fonctions, décidément affaiblies, permettent plus facilement l'action de ces mêmes causes fâcheuses, que l'on doit attribuer, plutôt qu'à la seule mauvaise qualité des vivres, la mortalité que dans pareille occasion on a à déplorer?

Avouons donc que c'est autant pour empêcher la contagion *absolue* que pour prouver sa puissance productrice, que la Nature fait varier à l'infini les corps animés et inanimés. Rendons-lui donc des grâces de ce qu'elle a établi et de ce qu'elle renouvelle chaque jour, dans nous et parmi nous, des variétés et des différences sans lesquelles nous deviendrions les victimes néces-saires d'une contagion inévitable, et dont heu-reusement peuvent nous défendre d'autres cir-constances qui s'opposent plus ou moins à cette identité mentionnée plus haut, et parmi les-quelles sont les différences d'âge, de sexe, de tempérament, d'idiosyncrasie, de régime, d'ha-bitation, du moral, etc. etc.

C'est à l'aide, encore une fois, de cette diffé-rence dans la manière d'être et du corps et de l'esprit, que l'on peut espérer d'arrêter ou du moins de diminuer le danger ou l'énergie de la contagionabilité.

§ X. — Ce qu'il y a peut-être de singulier et d'étonnant, c'est que le plus souvent une mala-die pestilentielle ne s'exerce pas contagieuse-ment dans le temps que l'on est sous le poids d'une calamité publique, pendant laquelle on a à se plaindre d'un état de faiblesse, au lieu de présenter ce degré d'énergie, au moins locale, que l'on doit posséder avant que de donner prise et entrée dans nos parties à la contagion; et, à cet égard, dans la plupart des grandes maladies pestilentielles , c'est principalement l'organe cutané qui doit être dans une excitation bien prononcée , avant que son relâchement ou son asthénie s'établisse (1).

§ XI. — Pour me rendre un peu plus intelligible, je ne cesserai de redire que tant que l'excitement *cutané* existe, les maladies épidémiques et contagieuses sont comme assoupies.

C'est ainsi que, d'une part, tant que domine une affection catarrhale déterminée, la petite-vérole, par exemple, a de la peine à s'établir, et que, d'autre part, diverses affections cutanées, comme des furoncles, des éruptions miliaires et ortiées, des douleurs rhumatismales, garantissent, tant qu'elles *existent*, d'une fièvre pestilentielle régnante. Mais cette exaltation de l'organe cutané vient-elle à tomber par asthénie directe ou indirecte, alors surviennent les maladies populaires et les épizooties. Une preuve de ce qui vient d'être avancé, relativement à l'excitation antécédente du système cutané, c'est

---

(1) L'état sanitaire que sans doute va présenter l'infortunée et héroïque Pologne, pourra confirmer mon assertion. Déjà l'on apprend que depuis la bataille d'Ostrolenka, cette maladie, qui avait paru s'éteindre en Pologne, prenait de nouvelles forces. (Fodéré, *Recherches sur le choléra*, p. 405.)

que son absence empêche l'établissement d'une maladie pestilentielle, dont effectivement les leucophlegmatiques, les scorbutiques, les femmes qui sont réglées pendant leur grossesse, et ceux qui ont un autre organe que la peau dans un état d'irritabilité maladive, etc., se trouvent en général préservés.

Qui croirait maintenant que, quoique cette sthénie soit d'abord requise pour donner subséquemment lieu à la susception du miasme contagieux, elle n'est pas la cause essentielle de ce phénomène, de ce dernier résultat morbifique, lequel tient plus immédiatement au collapsus du système exhalant de la peau? Et cependant, pour expliquer et faire admettre cette idée, il suffira sans doute de se rappeler que les affections catarrhales épidémiques et contagieuses surviennent également, et par un froid mollasse, et par des chaleurs humides et accablantes, mais *toujours après que l'organe cutané s'est trouvé préalablement, et plus ou moins de temps, stimulé par une température froide et sèche, ou par une température élevée, mais aussi en même temps sèche.*

Conditions pour la transmission de la contagion.

§ XII. — Deux choses sont nécessaires pour la transmission, le passage, la communication de l'élément matériel contagieux, etc. : 1.° le contact direct entre deux corps (le malade et l'exposé), lequel contact n'indique pas nécessairement et uniquement *l'apposition d'un corps sur l'autre*, mais encore ce grand rapprochement au moyen duquel les *atmosphères* des deux corps peuvent s'unir et se confondre; 2.º un certain degré et une certaine combinaison de chaleur et d'humidité dans l'atmosphère particulière à chaque corps vivant ; car, par exemple, si le froid, ou si la chaleur dominait, la faculté expansive du corps malade serait restreinte et diminuée, et par-là, les effluves n'auraient pas cette humidité requise pour leur introduction dans un autre corps sain, du moins en apparence ; ce qui obligerait ces miasmes à rester déposés et inerts, plus ou moins de temps, sur la surface du corps, où l'air, la ventilation, les mouvemens, etc., pourraient facilement les dissoudre, les étendre et les neutraliser (1).

§ XIII. — Maintenant, trois conditions sont encore indispensables pour l'absorption du miasme contagieux. La première est le dépôt du miasme sur l'organe cutané, où il peut demeurer, ainsi qu'il vient d'être dit, plus ou moins de temps, sans perdre ses propriétés, et en même temps sans agir sur notre économie; la

---

(1) *Voyez* mon Traité sur la contagion , p. 90.

deuxième est l'état de relâchement momentané des pores cutanés, qui permettent au miasme morbifique de les pénétrer et d'exercer son action; enfin, la constriction subséquente de ces mêmes pores, soit par le froid extérieur, soit par une agitation intérieure qui favorise l'appel ou l'impulsion des humeurs de dehors en dedans, ainsi que le resserrement du système dermoïde, forme la troisième condition. L'absence d'une de ces trois circonstances suffit pour ne pas laisser la contagion se développer. Par exemple, avec la troisième seulement, l'on concevra comment des individus, en quittant un lieu infecté, peuvent emporter sur eux un miasme délétère, et n'en éprouver l'action que plus ou moins de temps après qu'ils ont été retirés à la campagne, et même dans des sites élevés et naturellement salubres.

Absorption des miasmes contagieux.

§ XIV. — Enfin, l'élément contagieux est admis.... il est reçu dans nos tissus.... mais ses effets y varient suivant la complication des parties; suivant le degré d'analogie et d'affinité que la partie encore saine du corps recevant aura avec la partie lésée du corps qui fournit l'infection; suivant le type intermittent, ou rémittent, ou continu de la fièvre; suivant l'état des premières voies; suivant la salubrité ou l'insalubrité des lieux, l'état de l'air et de la végétation; suivant l'espèce de maladie contagieuse; suivant le régime des individus, etc. etc.

Un des premiers et principaux de ces effets est de produire une intumescence générale des organes intérieurs et extérieurs (1); mais cette intumescence, moindre dans l'intérieur des tissus qu'à la surface membraneuse des organes, n'est due qu'à la moindre densité des vaisseaux et des fibres, ce qui suppose une diminution de la vitalité, et qui permet bientôt l'affaissement ou le raccornissement de ces parties extérieures et intérieures, naguères boursouflées, ainsi que l'altération des fluides dont elles sont pénétrées.

§ XV. — A la vérité, l'existence simultanée de la turgescence, et dans nos organes intérieurs, et dans notre système extérieur général (la peau), est un phénomène complexe que nous avouerons nous-mêmes ne pouvoir admettre et expliquer qu'en disant, 1.° que l'épanouissement de nos organes du *dedans* est *actif*, tandis que celui de *l'organe cutané* est *passif*; 2.° que le premier est le plus souvent accompagné de symptômes d'embarras, de confusion et de congestion, que la nature cherche à rectifier en déterminant des efforts expulsifs du centre à la circonférence, pendant que l'art

---

(1) *Voyez* mon Traité sur la contagion, p. 246.

tend à les modérer quand ils sont trop intenses, et cela à l'aide de boissons acides, fraîches, de l'air froid, de lotions aussi froides, etc., dont l'action directe ou indirecte sur la peau est à même de relever cette dernière de l'inertie où elle est tombée (1).

§ XVI. — Il a bien été question jusqu'ici des conditions capables de favoriser et d'opérer la transmission de la maladie d'un individu à un autre ; mais il faut se hâter d'avancer que ce dernier est inaccessible à la contagion, *s'il est bien portant* ; car dans cette position cette personne jouit pleinement de sa vie *individuelle*, qui la fait résister à l'influence des malades qui l'entourent ou qui l'avoisinent, et dont elle ne partage ni la portée morale ni l'état physique ; et, pour s'assurer que tout individu qui contracte une maladie d'autrui *n'est pas en santé*, on n'a qu'à le bien scruter et examiner, et l'on parviendra indubitablement à lui découvrir quelque changement survenu dans son organisme, de manière qu'avant de donner prise aux miasmes contagieux, avant d'en avoir contracté une affection maladive, l'on a déjà quitté la ligne de la santé dont, encore une fois, l'état proprement dit est opposé à la contagion, mais

Point de contagion pour le bien portant.

____

(1) *Voyez* mon Traité sur la contagion, p. 249, 255.

non pas cependant d'une manière exclusive et invariable (1), quoiqu'il soit vrai en général que *tout est sain aux sains* (2).

§ XVII. — Existe-t-il des symptômes caractéristiques de la contagion *prise*, mais encore *latente* chez le malade, et de la contagion *développée* et se manifestant par la fièvre, par un désordre d'exaltation ou d'affaiblissement dans les systèmes nerveux, cérébral et digestif, et par un travail cutané? Oui; mais ces symptômes sont quelquefois si intérieurs, quelquefois si fugaces, si inconstans, si irréguliers, si rapides, si confus, et enfin si peu distans les uns des autres, que souvent on s'en aperçoit à peine, ou que l'on ne s'en aperçoit que trop tard. Toutefois, en me bornant à représenter que, quoiqu'on ne puisse pas préciser l'intervalle entre l'intus-susception de la maladie pestilentielle et l'époque où cette maladie se manifeste à l'extérieur et hors du malade, je crois devoir donner comme plus que probable que la promptitude avec laquelle la mort arrive est en raison de la grandeur du foyer contagieux et du trouble général où les *exposés* se sont trouvés au moment de prendre la maladie; et, sans entrer

Circonstances spéciales favorables à la contagion.

-----

(1) *Voyez* mon Traité sur la contagion, p. 189, 190.
(2) Mme de Sévigné.

dans les détails que l'on peut lire dans mon ouvrage (*pages* 198, 200), je me contenterai
d'assurer que la fraîcheur subite de l'air, surtout
à l'issue d'un excès de boisson, etc., ou sous
l'influence d'un accès de colère ou d'une émotion de l'âme trop vive, est une des principales
circonstances favorables à l'intus-susception
contagieuse, qui a encore lieu plutôt le soir et
la nuit que le jour, et préférablement chez ceux
dont la digestion gastrique est exercée après
que l'on s'est exposé à la contagion ; ainsi que
chez ceux dont les extrémités *nues* sont les premières frappées de cette inversion de mouvemens vitaux à laquelle succède, plus tôt ou plus
tard, une diminution d'activité dans le système
exhalant, et une dominance d'action du système
absorbant (*Id.*, *page* 199).

§ XVIII. — C'est pendant l'établissement de
cette première période d'une fièvre pestilentielle, et surtout du choléra, que la peau devient sèche et quelquefois même livide, qu'elle
éprouve une lésion plus ou moins grande dans
la sensibilité, qu'il survient des anxiétés précordiales, un trouble dans les fonctions du système abdominal et même du cérébral, qui va
jusqu'à produire le délire, etc. ; que l'individu
frappé est, en quelque manière, uniquement
occupé de ce qui se passe dans son intérieur, et

Symptômes particuliers au choléra. *Voyez* § XXI.

ne peut communiquer son état aux individus environnans, ainsi que cela a déjà été mentionné. Mais il n'en est pas ainsi dans la deuxième période ou au commencement de la troisième, où la direction vicieuse d'humeurs ou de mouvemens nerveux fait bientôt place à une espèce de relâche dans les solides, à l'aide duquel se préparent et s'annoncent des sécrétions et excrétions qui se ressentent de l'espèce de typhus qu'a le malade. C'est, encore une fois, à cette époque de la maladie que se développe la contagionabilité, et que les miasmes qui sortent du corps contagié se dirigent et se déposent, plus ou moins chauds, sur divers corps, ou s'étendent et se perdent dans les airs.

Cette deuxième période peut arriver plus ou moins promptement, d'après les circonstances tirées de l'âge plus ou moins avancé des sujets, de leur régime changé, de la disposition des lieux et de l'habitation, de l'approche de l'automne, de la complication de la maladie, de l'espèce d'humeur qui a servi de véhicule à la matière de la contagion, de la qualité des miasmes absorbés, de la rapidité du trouble fébrile occasionné par cette absorption, du contact direct ou indirect qui a lieu entre le malade et l'exposé, etc. Mais une réunion plus ou moins nombreuse de malades est la circonstance qui influe le plus sur l'intensité et la marche des symptômes qui se succèdent, et c'est à ce sujet que je suis éloigné d'adopter l'opinion de quelques Allemands et Anglais qui paraissent penser que le rassemblement des individus atteints de la fièvre ne leur nuit nullement; c'est aussi à ce sujet que, peu partisan des hôpitaux, surtout Danger des hôpitaux dans la contagion. dans le temps des maladies contagieuses et pestilentielles, je blâmerai constamment le séjour et l'accumulation des malades dans ces foyers de la contagion, où toutes les maladies sont nécessairement influencées les unes sur les autres, et presque toujours dénaturées, et où conséquemment les praticiens, malgré leur instruction, leur zèle et leur dévouement, ne peuvent faire que *d'excellens médecins d'hôpitaux*, dont le génie n'est rien moins qu'indépendant, mais non des médecins vraiment *civils*, qui sont bien plus à même de voir la simple nature, jusque dans ses erreurs, dans ses déviations, et dans sa décadence, et qui ne sont que bien rarement gênés dans la direction et l'emploi de leurs moyens curatifs et palliatifs (1).

---

(1) Pour empêcher toute interprétation fâcheuse et non fondée de ce passage, je déclare qu'il n'est pas de médecin plus porté que je ne le suis à proclamer les droits que *tous* mes collègues ont à la considération et à

Moyens de opposer à la ntagion.

§ XIX. — Contradictoirement à ce qui vient d'être énoncé (§ XVIII), l'on peut espérer de s'opposer à l'intus-susception de la contagion en se soumettant à un air tempéré et souvent renouvelé, en observant un régime régulier et modéré, en exerçant de temps en temps son système musculaire et dermoïde, enfin en diminuant l'action et le nombre des circonstances qui pourraient amener une identité trop prononcée, une analogie trop forte de structure, de fonctions, etc., entre les malades et les exposés.

Parmi ces obstacles à l'intus-susception des miasmes contagieux, l'on doit placer en première ligne cette force d'esprit qui caractérise chaque individu, et dans le développement de laquelle consiste peut-être la vie *particulière et indépendante d'un chacun*, qui fait que l'on résiste à l'influence et à l'action des corps et des substances qui nous environnent; et effective-

---

la reconnaissance publiques, et que dans tous les temps et dans tous les lieux, je me suis empressé à saisir l'occasion pour favoriser, autant qu'il a été en moi, les jeunes praticiens, etc. Au reste, pour bien juger de mes intentions, il faut lire les réflexions qui terminent mon *Traité sur le scorbut* (1819), depuis la 251.e jusqu'à la 321.e page.

ment, à l'aide de cette fermeté de l'âme, qui est le vrai courage, le courage réfléchi et raisonné, un époux qui soigne son épouse, un fils qui veille son père, le frère qui soutient son frère, l'ami qui secourt son ami, le médecin qui cherche à répandre partout le baume de la consolation, et le ministre enfin de la vraie religion, qui sait faire supporter l'approche de la mort, etc., peuvent tellement modifier leur constitution physique, que les rapports de structure, de fonctions, etc., ne peuvent rien alors en faveur de la propagation de la contagion; et qu'au contraire elle est tellement contrebalancée par une *diverse* manière d'être *morale*, que celle-ci peut suffir pour empêcher de prendre la maladie (1).

§ XX. — Quoique toutes les généralités dont je me suis occupé jusqu'à présent puissent être appliquées indistinctement à l'une ou à l'autre des principales maladies typhoïdes, je crois devoir passer maintenant à quelques détails particuliers au choléra-morbus, dont encore je n'entreprends point l'histoire complète, vu qu'il faudrait faire de gros volumes de tout ce qui en a été dit plus ou moins judicieusement.

Je répèterai d'abord qu'il n'est point de typhus

____

(1) *Voyez* mon ouvrage sur la contagion, p. 2o3.

qui reconnaisse exclusivement et invariablement une ou plusieurs causes *spéciales*.

En effet, il n'est point, par exemple, de *peste d'Orient* qui ne soit produite également par des agens qui provoquent ou la fièvre-jaune ou le choléra; et les causes de celui-ci ne diffèrent pas essentiellement de celles d'où dépendent les deux autres fièvres contagieuses. Toutefois, le choléra-morbus paraît affecter plus immédiatement le système de la reproduction (les voies digestives), et s'accompagner en outre de temps en temps de faiblesses ou de crampes dans les extrémités inférieures, quand, par exemple, chez des voyageurs et des militaires, elles ont été trop long-temps et trop morbidement exercées, et surtout quand ces sujets sont simultanément en proie à des passions emportées ou tristes, et à une mauvaise alimentation; et c'est dans ces derniers cas qu'il peut s'établir une espèce d'amalgame, de mélange, de combinaison d'une fièvre grave très-contagieuse, et qui n'eût été que sporadique sans cette complication d'un régime de vie défectueux et de fatigues de corps et d'esprit, le tout étant influencé par une température de l'air qui, diminuant la transpiration, fait diriger et porter davantage les fluides vers l'intérieur, et notamment sur les intestins (1). Aussi les symptômes les plus fréquens et les plus intenses du choléra tiennent-ils à une véritable gastrite ou gastro-intérite dont les phénomènes sont plus énergiques, tantôt se compliquant ou d'une suppression d'urines momentanée, ou d'un délire sourd et passager (avant le développement de la fièvre), ou d'un état purement nerveux, particulièrement dans le début, ainsi qu'on l'observe dans le choléra de l'Inde, qui ainsi demande plus à être combattu par les calmans et les révulsifs, que celui de l'Europe, dont le type plus rémittent (fréquemment sous une influence marécageuse, comme cela arrive dans le choléra de l'île de Java) tient plutôt à une congestion dans les viscères abdominaux, et indique alors, d'abord de légers minoratifs, des anti-phlogistiques, puis des toniques nervins; mais point de remèdes incendiaires ou perturbateurs, point d'émétique ni de saignée, à moins que l'on ait affaire à un état saburral des premières voies, ou à une phlegmasie gastrique, cas où il ne faut en effet employer l'opium (§ XLII) qu'après avoir calmé l'effervescence générale des humeurs, et quand le choléra-morbus est décidément spasmodique,

---

(1) Le reflux ou regorgement d'humeurs qui arrive dans le choléra-morbus est appelé *polirrhée*.

circonstances où il mérite le nom de choléra *sec*, et où il peut se montrer chez les hypocondriaques, chez les personnes sujettes aux vents, aux flatuosités, aux borborygmes, chez les vieillards, etc. Alors il s'accompagne ordinairement de boursouflement du ventre, de douleurs aux lombes, etc., et toujours d'une sensation de chaleur à l'intérieur, mais non sensible au toucher. Quelquefois il arrive que ce n'est qu'après l'établissement d'autres symptômes que le tissu cellulaire, qui abonde dans la cavité abdominale où effectivement se remarquent le mésentère et l'épiploon, éprouve une telle altération que le suc adipeux qu'il contient, tombe brusquement en dissolution et donne lieu à des diarrhées colliquatives abondantes ou à des vomissemens, évacuations rares dans le principe, mais plus fréquentes après la période d'irritation.

§ XXI. — Veut-on d'autres exemples d'irrégularité et d'anomalies dans l'établissement des symptômes du choléra, qui n'ont jamais été plus invariables ni plus univoques que ceux de la peste d'Orient et de la fièvre-jaune? Les annales de médecine sont là pour nous apprendre que le choléra-morbus est très-analogue, et qu'il a été presque confondu avec la maladie noire et même avec la colique de plomb; — que, quoique plus familier aux hommes, il peut encore attaquer de préférence les femmes *en couché*, sans que cependant la matrice soit lésée; — qu'en hiver il complique les fièvres malignes, dont les symptômes s'expriment principalement sur les parties supérieures; — que le choléra de Bontius n'est qu'une violente dyssenterie qui ravage les Indes; — que Van-Swieten n'en parle que comme une espèce de forte diarrhée accompagnée de vomissemens; — que beaucoup de médecins regardent le choléra-morbus, ainsi que la fièvre-jaune, comme très-analogues à la fièvre cholérique ou fièvre ardente; — que dans beaucoup de choléras qui ont lieu dans l'été, il y a plutôt vomissement que déjections alvines; — que dans celui qui survient en automne ou dans des pays marécageux, où la mauvaise nourriture consistant, par exemple, en pain de seigle, etc., influe bien défavorablement, il y a fréquemment turgescence saburrale, type rémittent et urines ardentes, dont toutefois la nature change et s'améliore quand la saburre intestinale a changé; — que chez les individus trop longuement affaiblis par des fatigues physiques forcées, et en même temps par des peines morales et par une intempérie de l'air trop constante, l'organe cutané (surtout celui des extrémités inférieures) se montre défectueusement coloré, et le

Différences des symptômes du choléra, Voyez § XVIII.

système artériel est tellement vide dans ces mêmes parties que ces dernières sont sans pouls apparent; — que le choléra qui s'établit sous l'influence du chagrin et d'autres passions tristes, peut déterminer le spasme des mâchoires; — que chez les femmes mal réglées, il se complique parfois ou de sopeur ou même d'apoplexie; et enfin, que chez celles qui sont sujettes aux fleurs blanches, le choléra est accompagné de pourpre rouge et blanc, etc. — Et que l'on ne soit donc point étonné de ce que le *facies* du choléra soit si inconstant, et de ce que la multiplicité et la différence bien tranchante des diverses causes qui le produisent ne donnent pas lieu à un résultat invariablement et constamment le même; car on a vu le choléra se montrer dans les plaines et sur les montagnes, ainsi que sous les climats les plus opposés, et se composer d'un appareil tantôt simplement nerveux, tantôt manifestement inflammatoire! Enfin, dans ce moment même, il arrive que, soit dans le Nord, soit dans l'Orient, le choléra-morbus infeste également et simultanément les mêmes localités que la peste du Levant. On l'a vu se développer à la suite d'indigestions, d'usage de boissons froides pendant que l'on avait bien chaud, et des fruits mangés avidement et après un accès de colère, par l'effet de l'action subite du froid sur l'estomac, ou de l'impression trop excitante des spiritueux pris par des gens d'ailleurs soumis aux fatigues et aux privations de la guerre, aux peines morales, etc. etc.

§ XXII. — Mais ce qu'il ne faut pas oublier, c'est que, tandis que d'une part il y a dérangement et irritation du système digestif et de ses dépendances, il y a encore simultanément un dérangement dans les parties du système cutané qui, en effet, présente une altération ou une modification morbide dans sa sensibilité et son excitabilité. L'on pourrait se demander quel est celui des deux systèmes (le cutané ou le digestif) qui est affecté le premier? Je n'oserais résoudre la question; car il peut arriver également que la lésion de la peau précède celle des voies digestives, *et vice versâ*; mais, dans tous les cas, l'on admet la co-existence ou l'existence successive des organes du système reproductif; ainsi le traitement de l'une et de l'autre doit être coordonné réciproquement d'après la priorité des symptômes morbides de tel ou tel sys-

tème. Sur le tout, la vraie cause prochaine *matérielle* des maladies foudroyantes et pestilentielles me paraît être la subite altération (primitive ou secondaire) que l'on éprouve dans le cours de la transpiration cutanée (quatre et sept fois plus considérable que la pulmonaire),

dont la modification maladive s'accompagne encore de résultats décidément fâcheux, quand en
même temps il y a dérangement dans la témpé-
rature de la chaleur animale (1).

§ XXIII. — Relativement à la cause prochaine
formelle de la contagion, elle semble en général
devoir être moins *humorale* que *nerveuse*, d'autant plus que les maladies *inflammatoires*, qui
sont *humorales* par excellence, sont, pour la
plupart, si peu contagieuses que, par exemple,
l'esquinancie *ataxique*, *gangréneuse*, *etc.*, présente réellement un caractère contagieux que
ne manifeste que rarement l'angine *tonsillaire*
et *inflammatoire* (2). Enfin, l'organe vers lequel se rendent les humeurs détournées de la
peau (que l'on suppose un moment être la première affectée) n'est pas toujours le même dans
toutes les pestilences ; car, dans la peste d'O-
rient, le résultat de *l'altération cutanée* se di-
rige ou se fixe dans l'appareil *glanduleux* ou
nerveux, ou même *cérébral*, tandis que dans la
fièvre-jaune, il y a d'abord une confusion ou
un dérangement plus ou moins complet dans le
système biliaire, et que dans le *choléra-morbus*
c'est sur les intestins et sur les extrémités

Cause pro-
chaine formelle
de la contagion.

---

(1) *Voyez* mon Traité sur la contagion, p. **240**.
(2) *Idem*, p. **241**.

inférieures que *s'irradie* l'altération survenue dans la sensibilité et l'irritabilité, ainsi que dans les fonctions sécrétoires et excrétoires de l'organe périphérique du corps.

§ XXIV. — Quant au pronostic, il doit varier suivant la cause, l'énergie, la rapidité, et surtout suivant la complication de la maladie, touchant laquelle il est à dire que, quoique l'inflammation et la malignité, par exemple, s'excluent mutuellement, les fièvres pestilentielles peuvent cependant s'accompagner *successivement* de ces deux élémens morbides, de manière que l'influence désastreuse de celui qui vient à prédominer est d'autant plus active que l'autre a déjà fatigué les solides, ou en les excitant, ou en les affaiblissant trop. C'est surtout au sujet de la *complication inflammatoire* qu'il est à observer qu'au moyen de l'inflammation, la force assimilatrice est plus développée et la propriété contagieuse augmentée.

𝕿roisième 𝕸émoire.

THÉRAPEUTIQUE DES TYPHUS PESTILENTIELS ET CONTAGIEUX , ET SURTOUT DE CELUI QUI EST APPELÉ VULGAIREMENT *CHOLÉRA-MORBUS.*

Précautions
générales con-
tre la conta-
gion (1).

§ XXV.—En lisant mon ouvrage *sur la contagion*, depuis la 326.ᵉ jusqu'à la 386.ᵉ page, on sera instruit, — 1.° pourquoi et comment la nature et l'application des préservatifs contre les maladies fébriles contagieuses, doivent varier suivant les parties intéressées de ceux qui sont déjà contagiés; — 2.° pourquoi le régime capable d'empêcher la lésion des systèmes digestif et cutané doit être observé pendant tout

(1) Sur les précautions, sur les préservatifs, et sur la police médicale, etc., consultez Huxam, *de Aere, etc.* in-8.° p. 19.; — Annales de littérat. médic. étrangère, t. XI, p. 345, 354; — la Revue médicale, t. IV, p. 259; — Hufeland, *Institut. pract. med.* t. IV, p. 204, 209, 211, 214, 218; — Gius. *Frank, a Viaggio, etc.* t. II, p. 150; — mon ouvrage sur la contagion, p. 184, — et le 2.ᶜ Mémoire du présent ouvrage, §§ XVI et XIX.

le temps que dure un voyage pénible et long,
ou de terre ou de mer, si l'on veut, après son
arrivée, ne pas craindre une contagion régnante
dans le lieu où l'on s'établit après beaucoup de
privations ; et pourquoi même il faut recourir à
la diète, sitôt qu'on a la sensation de pesanteur,
de lassitude et de perte d'appétit, plutôt que de
s'adonner à une manière de vivre trop excitante, qui favoriserait l'absorption cutanée ; —
3.° pourquoi l'amaigrissement, résultant d'une
vie sobre et régulière, peut nous tenir à l'abri
des maladies régnantes ; — 4.° pourquoi il est
bon de prendre quelque aliment léger avant de
s'exposer à une atmosphère inquinée, de ne
manger que deux ou trois heures après s'être
éloigné du foyer miasmatique ; surtout de ne se
permettre aucun aliment dans les salles des
malades, et de ne satisfaire à ses différentes
fonctions excrétoires que plus ou moins de
temps après s'être éloigné des contagiés , et
après avoir changé de vêtemens et de linge ; —
5.° pourquoi le danger de recevoir la pluie
tient moins à l'humidité elle-même qu'au dé-
faut de ventilation cutanée auquel sont exposés
ceux qui se mouillent étant habillés, et qui
laissent sécher leurs vêtemens sur le corps ;
— 6.° pourquoi la propreté et le changement
fréquent de linges, joints à un exercice modéré

et varié (1), sont beaucoup plus utiles que les lotions stimulantes (2) ou astringentes, qui ont le grave inconvénient de ne pas étendre et anni-hiler les miasmes morbides qui peuvent déjà se trouver dans nos parties, mais plutôt de réveiller la contractilité des tégumens, et de favoriser ainsi l'absorption de ces miasmes; — 7.° pourquoi il vaut mieux recourir à de simples ablutions aqueuses et aux onctions huileuses du corps, plutôt qu'à l'usage des parfums, des odeurs, de la pipe, etc., dont la propriété se borne à nous tromper sur l'existence et le danger des effluves délétères; — 8.° pourquoi il faut être attentif à entretenir, au moyen de la tempérance en tous genres et

---

(1) Les Persans, ils est vrai, ne portent point de linges sous leurs vêtemens ; et, dans les classes inférieures, quand on a mis une fois un habillement, on ne le quitte guères que lorsqu'il est usé. — Rien ne pourrait conserver la santé d'un peuple avec de telles habitudes, sans les ablutions journalières ordonnées par la religion, et sans l'usage constant des *hammams*, ou bains chauds, qu'on trouve dans toutes les villes et dans tous les villages de la Perse.

(2) Ces lotions stimulantes, qui sont à éviter comme moyen préservatif, seront cependant indiquées comme moyen curatif, c'est-à-dire, quand la contagion sera développée.

de la privation des liqueurs spiritueuses, une légère incitation de l'estomac, de manière qu'elle soit assez long-temps dans un degré à peu près égal, et que l'on n'ait point à craindre l'inconvénient de la sur-excitation; — 9.° pourquoi les setons, les cautères, etc., n'ont quelquefois été avantageux que parce qu'ils mettent les personnes qui y recourent dans une position plus ou moins différente de celle où se trouvaient les contagiés; — 10.° pourquoi surtout il faut s'éloigner des lieux marécageux, habiter des sites salubres, élevés et plus ou moins boisés, et conséquemment fuir les hôpitaux dans le temps d'une épidémie pestilentielle. Ainsi, je me garderai bien de proposer le séjour dans ces établissemens, soit aux malades, soit aux bien portans; ainsi l'on me trouvera plus que discret en me bornant à conseiller (comme un moyen d'éloigner la contagion ou d'en circonscrire le foyer) de changer les hôpitaux trop vastes, et de les diviser en de partiels, convenablement situés, et renfermant le moins possible de malades, que l'on ferait encore coucher séparément. Un hôpital, fait avec des tentes plus ou moins éloignées les unes des autres, dont on changerait fréquemment le site, et que l'on *retournerait* chaque fois, serait infiniment avantageux. De pareilles tentes, ou encore mieux

des baraques en planches, des granges, fournies ou accordées par les gens à leur aise, et
surtout par le gouvernement, remplaceraient
utilement toutes ces enceintes resserrées que
l'on destine trop souvent aux lazarets provi-
soires, aux salles d'*expectation*, où sont ordinairement réunis tous les malades *suspects* qui,
par leur position morale et physique, trop uni-
forme pour tous, ne peuvent que s'identifier et
ainsi se communiquer la contagion.

Influence du moral sur la contagion.

§ XXVI. — Mais comme j'ai donné déjà à
entendre que l'état de l'âme influait beaucoup
sur l'*immunité* ou sur l'atteinte des fièvres pestilentielles, il sera peut-être avantageux de répéter ici que, comme c'est la transpiration dont
la sécrétion et l'excrétion sont le plus souvent
altérées, et qu'elles sont principalement et morbidement modifiées par les passions, il con-
vient, lorsqu'on est exposé à la contagion, etc.,
de ne pas se laisser dominer, ni par la crainte,
ni par la colère. Je renverrai, à ce sujet, le lec-
teur à ce que j'ai rapporté, dans mon *Traité sur
la contagion* (p. 202, 229, etc.), des disposi-
tions que les souverains et les grands peuvent
avoir aux fièvres pestilentielles, ainsi que du
danger auquel les dépositaires *exclusifs* de l'autorité suprême sont exposés dans une épidémie, quand ils sont dévorés par le poison

indestructible de l'ambition la plus effrénée, ou aveuglés par l'orgueil et l'emportement (1). Je me bornerai seulement à consigner dans cet écrit des exemples nouveaux de contagion politico-morale qui donneront peut-être du poids à mes idées sur l'influence de l'identité des rapports, d'analogie, etc., pour la propagation des commotions physiques et politiques qui ébranlent la société depuis long-temps. = En 1830, le despotisme ministériel ou royal régnait épidémiquement dans presque toute l'Europe....; la plupart des souverains *avaient leur bon plaisir au même diapason...;* tous en général vivaient dans la *même sphère de pouvoir et d'arbitraire....* Quelle position plus favorable pour être tous atteints d'une maladie morale, ou physique, ou politique? Aussi, une première secousse s'opère-t-elle à Paris, qu'elle s'étend rapidement dans tout le Nord, et que tous les rois en sont ébranlés et épouvantés. D'un autre

Exemples de la contagion politico-morale.

---

(1) Tous les praticiens s'accordent à dire que la colère, funeste aux individus sujets à des douleurs gastriques et hépatiques, favorise le développement des fièvres bilioso-inflammatoires abdominales, et surtout *sporadiques. Voyez* Hoffman, Consult. sect. IV, cas. 162, 198, et sect. III, cas. 9, 57. Zimmerman, Traité de l'expér. t. III, p. 192.

côté, et contradictoirement à cette maladie contagieuse des Hautes Puissances, il s'en déclare bientôt une nouvelle à qui l'on doit peut-être la diminution de la précédente. Le *népotisme* survient et se propage parmi les 221 (1), dont l'ambition, devenue la maladie dominante, arrête comme subitement l'élan national, qui fait désormais place à une lèpre sociale dont les principaux phénomènes désorganisateurs se manifestent par l'égoïsme et la peur de ces prétendus *constitutionnels* qui forment le triste et honteux *juste milieu*, troisième épidémie morale, qui toutefois tend à sa fin, pour faire

---

(1) Par une élection unanime et miraculeuse, la France *sauve* les 221 de 1850; aujourd'hui, la France peut-elle reconnaître *ses sauveurs dans les* 221 *de* 1851? Fonctionnaires salariés, plus égoïstes que patriotes, plus amis de la folle prodigalité qu'administrateurs économes, répondez !... Pourriez-vous consentir et soutenir l'examen de ce que vous étiez à la première époque et de ce que vous êtes aujourd'hui? Les honneurs multipliés que vous vous êtes décernés, et dont cependant le cumul devrait vous être à charge, et la fortune qui vous a rendus plus riches et moins recommandables, n'expliqueraient-ils pas la cause des variations de vos principes et de votre changement de doctrine? Parlez.... mais la main sur la conscience, si vous en avez.... et rougissez.... Il en est temps encore.... la patrie ne se ressouviendra que du bien que vous avez fait !....

place, dans quelques jours, à une nouvelle et active opposition de l'héroïque France contre les attentats liberticides que quelques princes, égarés par de perfides ou de sots conseils, se permettent contre notre patrie, au risque de ranimer, par leur orgueilleuse imprudence, le feu de la liberté, et d'assurer le triomphe de la raison et des peuples. = Ayant des parens et des amis que j'affectionne ou que j'estime, et qui cependant croient devoir faire partie de ce *juste-milieu*, j'ai le plus grand intérêt à leur faire apercevoir, non la puérilité de leur opinion, non le mensonge de leur politique, mais bien le danger physique qu'ils encourront plus spécialement que les autres, si le choléra-morbus se jette ou se développe au milieu d'eux ou dans leur voisinage. J'ai dit en effet (*page* 184 de mon *Traité sur la contagion*) que ceux chez qui *une vie individuelle, indépendante, particulière* à un chacun, s'exerce avec une énergie bien prononcée, se montreront peu accessibles à l'action des émanations contagieuses fournies par les corps voisins, tandis que ceux dont la *vie sociale* nécessite une série d'égards mutuels et d'obligations réciproques ; en un mot, un rapprochement continuel et même un contact plus ou moins complet, recevront plus facilement les atteintes d'une maladie pestilentielle, venue d'abord sporadiquement, et serviront ensuite eux-mêmes de conducteurs et de propagateurs de leur nouvel état morbide envers d'autres individus avec lesquels ils ont des relations de sympathie morale, de fonctions consensuelles, d'identité physique, de parité de position, etc.

§ XXVII. — C'est d'après cette dernière manière de voir et de raisonner que l'on peut dire avec quelque justesse que la fièvre-jaune qui a éclaté (dans l'été de 1823) au Port-du-Passage (en Espagne), paraît avoir été le résultat de l'action directe des miasmes délétères qui se sont exhalés du dédoublage d'un bâtiment négrier, et dont l'impression sur une même classe d'ouvriers (charpentiers) n'a d'abord produit qu'un typhus ictérodes sporadique chez ces mêmes travailleurs; mais ceux-ci, ayant communiqué plus ou moins immédiatement avec quelques habitans de l'endroit, n'ont pas tardé à transmettre leur maladie à ceux de ces derniers qui avaient des relations et des rapports plus ou moins multipliés avec eux. Dès-lors la fièvre-jaune est devenue *contagieuse*, mais seulement pour ceux qui, je le répète, présentèrent beaucoup de *consensus*, beaucoup d'analogie avec les contagiés.

Cette observation singulière n'expliquerait-elle

pas pourquoi la fièvre-jaune se propage le plus souvent, ou sur mer, d'un bâtiment à un autre, ou sur terre, des individus atteints de la fièvre ictérique à d'autres individus dont la position est telle qu'elle offre des rapprochemens sensibles et des rapports primitifs ou accidentels de fonctions, etc., avec ceux qui sont déjà malades ? C'est ainsi que l'on peut se rendre raison de la communicabilité de la fièvre-jaune du vaisseau *la Caroline* au sloop de guerre *le Bann*, et des équipages de ces deux bâtimens, à la petite garnison de l'île de *l'Ascension*. — C'est encore ainsi que l'on pourra partager avec moi quelques craintes du *choléra-morbus*, au sujet d'une assemblée nombreuse, délibérante, occupée, ou censée s'occuper de discussions assez sérieuses pour absorber toutes les *capacités* intellectuelles, et dont cependant quelques nuances tranchantes d'intérêt différent établissent, jusque dans son sein, des divisions statistiques singulières, celle du *centre* et celles des *extrémités*. — La première, formée par une agglomération d'individus façonnés sur le même type de l'égoïsme et du servilisme, tous ombragés par le *mancénillier* (1) ministériel, tous

Sujets qui prendront le plus facilement le choléra.

---

(1) Arbre vénéneux des Antilles et autres contrées de l'Amér. mérid., qui est dangereux jusque dans son ombre.

soumis à un même régime moral et physique, et s'agitant *confusément* dans un même chaos, ou tous follement emportés par un même tourbillon de mouvemens intestins, concentriques et bornés, qui permettent un contact ou un frottement réciproque et continuel; la première division, dis-je, sera, d'après mes principes, la plus exposée à une maladie contagieuse, du moment qu'il sera survenu dans cette masse, toujours dominée par la centripétence ou soumise à une force d'inertie quasi anti-nationale, des accidens *sporadiques* d'une affection grave quelconque. En sera-t-il de même des extrémités *droite* et *gauche*? Je me hâte de répondre hardiment : NON; et je me fonde sur le patriotisme éclairé et actif des membres qui les composent, et dont la passion vive pour le bonheur de leur pays fait qu'ils sont dans un *mouvement* continuel pour résister à l'intrigue qui veut les jouer et les égarer, et à la corruption qui veut les infecter et les frapper de mort. Eh bien! cet état d'efforts généreux et de résistance à la dépravation publique, lequel n'a lieu et ne se maintient que par une vie vraiment *individuelle* et *indépendante*, les mettra à l'abri de la contagion morale et physique de leurs malheureux adversaires. Dans cette position alarmante pour la plupart de ces derniers, et pleine d'incertitudes fatigantes pour les autres, qu'y a-t-il à faire? Ma réponse sera encore simple, catégorique, mais frappante : IL FAUT LE MOUVEMENT : il faut que le Français sorte de la léthargie mortelle où l'a plongé une politique fausse, peureuse ou hypocrite; le bruit du *canon* même ne contribuerait pas peu à éloigner le choléra venant du dehors, ou à *empêcher celui de l'intérieur d'éclore*. Car cette maladie, je ne saurais trop le répéter, ne tient pas toujours à *l'importation*; et il arrivera à plus d'un pays de voir ce fléau dévastateur se moquer du cordon sanitaire, *épargner la troupe qui croira l'arrêter*, et sévir sur une population souffrante, engourdie, et dont il faut empêcher un sommeil trompeur et funeste.

Mes réflexions n'appartiennent pas seulement à mon trop infortuné pays ; elles intéressent également nos voisins, nos ennemis mêmes, et l'humanité me fait un devoir de les leur communiquer. Puissions-nous tous nous entendre, nous éclairer, nous aider, nous estimer et aimer réciproquement ! Les peuples et les souverains y trouveraient leur tranquillité et leur bonheur.

§ XXVIII. — Comme dans chaque typhus pestilentiel il n'est point de lésion d'organes constamment exclusive et spéciale; comme le siége de cette lésion peut avoir lieu dans différens systèmes, il ne faut pas s'attendre à ce qu'une *seule* méthode curative soit indiquée, à ce qu'un remède puisse être le *seul* à employer; tous les efforts du médecin attentif doivent donc tendre à connaître l'espèce d'organe qui est comme la plus compromise, de manière à avoir quelque donnée positive pour préférer tel ou tel traitement, dont en effet la nature est subordonnée au climat, au régime précédent et aux circonstances actuelles dans lesquelles se trouvent les malades. Il n'est pas aussi facile que le pense le vulgaire, de pouvoir déterminer toutes ces circonstances, et il est sans doute bien triste, bien affligeant d'apprendre que les médecins les plus instruits n'ont pas toujours eu à se louer de leur pratique. — Santorini avait déjà observé de son temps que les pestiférés *négligés* guérissaient mieux et en plus grand nombre que ceux qui avaient été *bien médicamentés*. — Sydenham n'a guéri le choléra qu'à l'aide de l'eau de poulet bue en quantité et administrée en lavement (1).

---

(1) Quelques détails sur ce traitement, qui était principalement indiqué dans le *choléra spasmodique qui paraissait en été et parmi les Anglais*, pouvant intéresser les médecins, on dira que Sydenham, immédiatement après avoir *lavé* l'estomac et les intestins, à l'aide d'un léger bouillon de poulet administré pendant trois ou quatre heures, et à une température tiède, donnait seize

— Le baron Stork n'employait que le petit-lait contre le typhus en général. — Hildenbrand le combattait également par la seule limonade. — Ma pratique particulière et celle de la plupart des médecins militaires ont généralement prouvé que la clinique des fièvres pestilentielles, malheureusement trop compliquée, trop scabreuse, n'est ni claire ni précise. La commission médicale française, envoyée à Barcelone en 1821, avoue que de tous les modes de traitemens par lesquels on a combattu le typhus ictérodes de cette ville, aucun n'a offert des résultats satisfaisans, et elle se déclare convaincue plus que jamais qu'il n'existe pas de méthode régulière pour la fièvre-jaune.—Enfin, plusieurs médecins vétérinaires, entr'autres MM. Guersent et Le

---

gouttes de son laudanum liquide dans un véhicule approprié, et il en augmentait la dose jusqu'à celle de vingt-six gouttes dans une once de forte eau de cannelle. Quand il était appelé un peu tard, et que le malade, déjà affaibli par plusieurs déjections alvines, ne pouvait que se trouver plus mal de la continuation des délayans, ce médecin réitérait son remède toutes les demi-heures jusqu'à la cessation des symptômes alarmans. Pendant l'usage de ce médicament, le malade était obligé de ne point remuer, pour ne pas réveiller le vomissement ; et quand le mieux être était décidé, la dose du laudanum était graduellement diminuée. *Voyez* Foderé, *Recherches sur le choléra-morbus*, p. 207.

Prévost, ont adopté la même opinion pratique ; car le premier avait observé que les remèdes étaient à peu près inutiles dans les typhus contagieux des bêtes à cornes, et que le très-petit nombre des animaux qui échappaient, ne devaient leur salut qu'aux seuls efforts de la nature ; et le second se croyait également autorisé à avancer que l'établissement des épizooties charbonneuses dépend moins de l'influence atmosphérique que de l'inobservation des règles de l'hygiène (1).

---

(1) Si tous ces exemples prouvent que la médecine dite *expectante* a quelquefois suffi pour combattre différens typhus, pourquoi la *prétendue méthode homœopatique*, dont la thérapeutique matérielle est réellement nulle, se prévaudrait-elle de quelques rares demi-succès que l'on a cru trop légèrement devoir attribuer à *une boulette inappréciable* ou à une *miraculeuse goutte de teinture* étendue dans un millionième et plus de véhicule, et dont l'idée et l'emploi rappellent la crédulité de nos anciens, qui pensaient, à l'aide de l'amulette ou du philactère, se défendre des influences de la canicule et d'un grand nombre de maladies, surtout quand un médecin *prudent* et *adroit* avait joint à cette garantie∙*un régime approprié aux circonstances et au sujet ?* (Encycl. mod., t. XXII, p. 85.) Au surplus, les homœopates ne peuvent espérer le moindre triomphe, 1.° tant qu'il y aura mystère dans la préparation et dans l'administration de leur médecine microscomique ; 2.° tant qu'ils ne s'appuyeront pas de la médecine comparée des vétérinaires ; et 3.° tant qu'ils n'auront pour eux que des éloges d'anonymes.

mêmes moyens peuvent encore aider l'action des sudorifiques légers, dont il sera parlé ci-après.

§ XXXIII. — Comme on doit, dès le principe, chercher à rappeler la chaleur à la peau (§ XXIX), on n'omettra point de recourir aux applications chaudes, en vapeurs ou autres, sur le buste et les extrémités inférieures; dans cette même idée les synapismes, même brûlans, sur différentes parties des extrémités, et notamment les pédiluves stimulans conviendront également, et ils seront plus qu'indiqués quand le malade aura auparavant pris froid aux pieds, dont il suait habituellement, et qu'il aura eu des éruptions herpétiques, psoriques, etc., plus ou moins opiniâtres. On peut encore utilement recouvrir les pieds et le bas des jambes avec des linges trempés dans une forte décoction de camomille, de sureau, aiguisée de sel de cuisine ou de sel ammoniac, etc.

Relativement aux fumigations médicamenteuses, elles doivent varier suivant la cause des fièvres épidémiques ou contagieuses. Ainsi elles seront *alcalines* pour les fièvres malignes marécageuses, où les sujets qui en sont atteints éprouvent réellement de bons effets de l'aspersion d'eau aiguisée de chlorure de chaux; et *acides* (1)

---

(1) Les fumigations d'acides nitrique, muriatique, etc.,

dans le cas d'un typhus contagieux, de la fièvre-jaune, par exemple, et du choléra, dont les miasmes ne sont pas toujours avantageusement combattus par le chlore gazeux, qui ne sera pas quelquefois un aussi bon désinfectant que l'eau simple, mais chaude ou réduite en vapeurs, et que l'on devrait peut-être préférer aux fumigations minérales tant vantées, et qui cependant, suivant quelques médecins, ne servent qu'à dissiper les mauvaises odeurs dans les chambres des malades. Du reste, n'oublions pas que l'effet avantageux, soit des bains simples ou composés, froids (1), tièdes ou chauds, soit des fumigations végétales ou minérales, acides ou alcalines, humides ou sèches, n'est que *momentané*, et qu'il faut, en outre, s'opposer continuellement à l'établissement de nouvelles circons-

---

sont utiles, 1.º en délayant, divisant et neutralisant les miasmes délétères, et 2.º surtout en *diminuant l'analogie* que les corps sur lesquels elles sont appliquées peuvent avoir avec ceux d'où partent ces mêmes miasmes.

(1) Dans le premier temps d'un typhus cholérique ou ictérique, il est souvent besoin de chercher à empêcher l'inflammation de s'élever jusqu'au point de décomposer les humeurs, à l'aide de bains à la température des frissons (de 10 à 15 degrés, selon la sensation du malade), et où l'on reste de six à dix heures. L'usage, seulement instantané, du bain froid peut étouffer un typhus dans sa naissance.

tances propres à la production des miasmes contagieux dans les corps animés, et à leur action, hors de ces mêmes corps, sur ceux qui les avoisinent et avec lesquels ils ont des rapports; et c'est à quoi l'on parviendra probablement en établissant la propreté la plus minutieuse, ainsi qu'une agitation de l'air particulier à l'appartement, à l'habitation, de manière à produire cette ventilation continuelle dont les médecins français BALLY, FRANÇOIS et PARISET ont vu constamment les effets les plus heureux, et dont l'action bienfaisante sera encore favorisée par l'usage des bains momentanés (simplement par immersion) et par l'attention de changer fréquemment les linges de corps et de lit, et même les matelas des malades, qui alors, moins long-temps plongés dans un foyer de miasmes contagieux, auront plus d'espoir et de facilité à se débarrasser de la fièvre pestilentielle (*voyez mon ouvrage, p.* 173, 179). Dans le même but, on diminuera le danger de la contagion si on fait changer les contagiés de situation, de localité; car il y a une grande différence entre la mortalité des matelots sortant de leurs vaisseaux infectés pour entrer dans les hôpitaux de terre, et entre le nombre des morts que fournissent les autres malades qui, atteints d'une fièvre ataxique à peu près semblable, ont toujours été dans ces derniers établissemens (*id. page* 357). Cet avantage du changement de lieux a particulièrement été signalé par *Hippocrate*, et *Napoléon* avait lui-même observé que le meilleur moyen de préserver son armée de la contagion avait été de la mettre en marche et de lui donner beaucoup de mouvement, de distraction et de fatigue.

§ **XXXIII.** — Ce que font en grand le mouvement, l'exercice et le changement de site, s'obtient assez facilement et assez avantageusement des affusions, des lotions aqueuses, froides ou chaudes (souvent à préférer aux immersions répétées.), et des frictions aromatiques, huileuses, acides, etc., réitérées toutes les deux heures, sur les bras, les cuisses, le ventre, et des cataplasmes de semences de foin appliqués chauds sur la surface du corps, etc. Toutefois, les affusions d'eau froide ont dû être omises, comme inutiles, dans le typhus nosocomial, où il y a diminution dans l'action artérielle, mais où il y a des pétéchies, des échymoses, des excrétions rares et fétides, et en général des symptômes morbides tenant à la débilité et à la putréfaction. Y a-t-il une rétention spasmodique des urines, accident assez fréquent dans le choléra ? les fomentations avec une faible dissolution alcaline chaude, appliquées sur la

Affusions
aqueuses.

région de la vessie, conjointement avec l'usage de l'esprit de nitre éthéré, de l'huile de geniè-vre et du camphre, à l'intérieur comme à l'extérieur, seront très-avantageuses.

Applications
émollientes. § XXXIV. — Dans le cas où les symptômes se ressentiraient de la dominance du spasme et de la douleur, on préfèrerait aux topiques excitans, parmi lesquels il ne faudrait pas oublier le sable chaud dont les membres pourraient être recouverts, ceux d'une nature opposée, comme l'apposition d'une peau de mouton encore chaude, et de flanelles ou mousselines imbibées d'huile d'olives, d'huile camphrée, etc., autour du corps, et particulièrement sur le ventre, etc. C'est en ayant égard à l'irritation Lavemens. intestinale que l'on songera à employer les lavemens mucilagineux; emulsionnés, opiacés, et auxquels l'on ajoutera quelquefois, et selon l'indication, ou de l'huile d'olives, ou même une petite quantité d'huile de caïeput, déjà proposée depuis long-temps, du moins sous cette forme.

Vésicatoires. Les déjections alvines que l'on provoque par les lavemens, ont encore cela d'avantageux qu'elles rendent plus utiles les vésicatoires, qui peuvent alors agir comme révulsifs, surtout si le sujet a éprouvé une éruption cutanée avant d'être atteint du choléra.

En général, l'inertie où la peau peut être tombée justifie plus l'emploi des vésicatoires que ne le fait l'irritation cérébrale; car, si la peau est brûlante, ils n'opèreront point la révulsion que quelquefois encore (et dans les cas où l'irritation gastrique est bien établie et bien manifeste) ils ne produisent qu'après avoir exaspéré plus ou moins la phlegmasie (1).

§ XXXVI. — Ce qui vient d'être dit des vésicatoires peut s'appliquer plus rigoureusement aux autres fonticules ou exutoires, que d'ailleurs l'on a vu (chez les animaux atteints de la fièvre charbonneuse) être suivis quelquefois de tumeurs énormes, gangréneuses et mortelles (2).

La commission des médecins français, envoyés à Barcelone, donne à entendre que de nombreux moxas, et peut-être mieux encore, des éponges imbibées d'eau bouillante, disposés sur le trajet de la colonne vertébrale, le premier et le deuxième jour de l'invasion de la fièvre-jaune, sauveraient quelques malades. Ce procédé n'offrirait-il pas une grande analogie avec la cautérisation par le fer rouge appliqué, dans le choléra, ou sur un point de la région abdominale, ou

Cautérisation.

---

(1) *Broussais*, Annales de méd. physiol., t. II, p. 269.

(2) Précis analytique des travaux de l'Acad. de Rouen, 1816, p. 54, 55.

6

notamment sous la plante des pieds? On prévient, assure-t-on, la formation des phlyctènes en frappant (après que l'on a retiré le fer rouge du talon où on l'a enfoncé) avec une pantoufle souple la partie brûlée. Du reste, quelques médecins remplaceraient ce moyen par l'application des ventouses sur ces mêmes parties.

§ XXXVII. — Une médication que l'on peut présenter comme intermédiaire entre le traitement extérieur et le traitement intérieur, s'obtient des saignées, dont l'effet est d'évacuer *le sang*, de désemplir les vaisseaux, et en même temps d'abaisser et de changer la vitalité des solides (dont l'action et la direction se portent naturellement de dedans en dehors), et conséquemment d'augmenter d'autant l'activité du système absorbant; mais l'inhalation *ne peut pas être* favorisée, au moment de l'infection, sans que l'on soit exposé à voir les miasmes pestilentiels s'introduire plus facilement : voilà pourquoi, dans les typhus, la saignée est ordinairement funeste; toutefois encore, serait-elle moins contre-indiquée quand les sujets sont devenus malades sous l'influence du chagrin, de la tristesse, de la frayeur, et autres passions débilitantes.

§ XXXVIII. — On a éprouvé de bons effets des saignées *exploratoires* dans le typhus avec inflammation locale d'un organe plus ou moins essentiel ; mais bientôt après, où en même temps, il fallait employer de doux toniques, parce que les vaisseaux des parties compromises avaient besoin d'être excités et mis en jeu sur-le-champ. Cette pratique est à tenir surtout dans le commencement de la saison froide, où l'on a vu en effet que ces affections des organes (de la poitrine, par exemple) prenaient un caractère nerveux, plutôt chez les malades qu'on avait négligé de faire saigner dans le principe, que chez ceux à qui l'on avait tiré une certaine quantité de sang (1).

§ XXXIX. — Après les déplétions sanguines *générales* dont je viens de m'occuper rapidement, et que l'on a vues favoriser le traitement des fièvres pestilentielles par la seule limonade, mais quand elles étaient copieuses et qu'elles précédaient le régime, dès le début de la maladie (2), viennent les saignées *locales*, si souvent recommandées dans plusieurs des maladies avec lesquelles le choléra-morbus a de l'analogie, comme la gastrite, la dyssenterie, etc. etc. Ces saignées locales, dont en général la nature a simulé les bons effets révulsifs, soit dans la

---

(1) Hildenbrand, *Rat. medendi, pars III*, *p.* 68, 87.
(2) *Broussais*, Ann. de méd. physiol. t. II, p. 389.

menstruation, soit dans l'état de grossesse où se trouvèrent des femmes atteintes d'un typhus contagieux par infection *inorganique*, et pendant les chaleurs de l'été, peuvent être utilement suivies d'un vésicatoire sur les parties médiatement ou immédiatement compromises; ces déplétions sanguines *partielles* n'ont pas ordinairement les mêmes inconvéniens que les saignées générales, qui sont si facilement nuisibles dans le cas de fièvres pestilentielles.

Sangsues. § XL. — Parmi les saignées locales doivent être surtout rangées l'application des sangsues et même les ventouses scarifiées à la nuque, le long des reins, sur l'épigastre et, au besoin, à l'anus. Avouons cependant qu'on a vu les sangsues, sur la région de l'estomac, être sur le point de causer la mort, qui n'a été prévenue que par l'usage du laudanum. Sur le tout, disons que les saignées générales ou locales doivent être plus ou moins copieuses, suivant l'âge, le tempérament, la saison, le régime antérieur et le génie plus ou moins inflammatoire de la maladie; car, si des fièvres pétéchiales, cholériques, etc., ont cédé plus facilement quand on saignait *dans le cours* de ces pyrexies, la même évacuation sanguine en guérissait encore d'autres plus promptement quand elle était pratiquée *de bonne heure* et qu'elle amenait un sang couenneux. Cette observation tient de près à celle d'après laquelle il est aussi dit qu'en général la saignée agit plus promptement dans une fièvre pestilentielle, et que ceux qui ne sont pas saignés se tirent d'affaire plus facilement (1). Ces différences, au surplus, paraissent dépendre des mêmes circonstances qui exigent que la saignée soit tantôt très-copieuse, tantôt très-ménagée, et nullement réitérée. Cette dernière réserve est surtout nécessaire dans le choléra, où les vomissemens et les déjections alvines sont fréquemment trop brusques et trop intenses. Enfin, dans le délire d'une maladie contagieuse, bilieuse, vernale, on a remplacé la saignée (alors mortelle) en faisant plonger les pieds dans l'eau chaude, et en appliquant à l'extérieur des serviettes trempées dans l'eau froide, surtout lorsque le délire se manifestait dès le début, et que l'éréthisme empêchait d'appliquer le vésicatoire.

Air renouvelé. § XLI. — Déjà il a été question de l'influence de l'air dans le traitement préservatif ou curatif des différens typhus; ce que j'ajoute ici n'est que relatif à la température. L'air frais doit avoir un effet analogue à celui des lotions froides, acidules; il s'obtient autant par l'agitation

____

(1) *Ozanam*, Malad. contag. épidém. t. I, p. 145.

naturelle ou artificielle de l'atmosphère dans laquelle on se trouve, que par le changement fréquent et plus ou moins complet des chemises, des draps, des couvertures, etc. etc.

Dans les hôpitaux d'Edimbourg, on a la bonne précaution de faire laver tout malade qui y entre, de lui donner du linge propre, et de le laisser en repos dans un lieu bien aéré. Par ce moyen, quelquefois on améliore tellement l'état du malade que, lorsqu'on en vient au traitement, il n'est presque plus reconnaissable. On observera toutefois que, dans l'hospice des fiévreux de la même ville, les courans d'air et l'air frais ne sont réellement recommandés qu'au commencement de la fièvre, et qu'on transporte les malades dans des salles moins aérées aussitôt que le plus haut degré de la maladie paraît être passé, et que l'on aperçoit qu'une crise va avoir lieu avec diaphorèse.

Le traitement intérieur doit varier.

§ XLII. — Je passe maintenant au traitement intérieur, au sujet duquel il faut avouer qu'il existe tant de modifications, tant de différence dans la pratique de plusieurs médecins, qu'il est difficile de ne pas avoir quelque incertitude dans l'adoption de tel ou tel médicament. Cependant cette diversité de moyens curatifs ou préservatifs est peut-être plus rationnelle qu'empyrique ; car elle dépend de ce que les circonstances où l'on se trouve ne sont jamais les mêmes, et qu'elles doivent nécessairement varier suivant l'âge, la saison, les six choses non-naturelles, etc. etc. Ainsi, on ne cessera point de répéter, 1.° que les divers rapports des différens médecins qui ont vu le choléra, prouvent que cette maladie n'a pas eu constamment les mêmes symptômes, et que ces symptômes ont varié suivant le climat, la nourriture, le moral, et suivant la localité; 2.° que l'état des cadavres n'a pas plus été constamment le même, puisque tantôt l'estomac et les intestins ont été phlogosés et altérés, et que tantôt ils ont paru intacts, tandis que le cerveau, ou autre viscère, s'est montré seul affecté ; et 3.° enfin, qu'il faut par conséquent se convaincre que dans le Nord on doit traiter différemment le choléra, la peste, le typhus en un mot, que dans le Midi, etc. etc. Ainsi je ne saurais m'astreindre à ne parler que d'une espèce de moyen thérapeutique, et je vais m'occuper à mentionner ceux mêmes qui paraissent les plus opposés; il n'appartient qu'au médecin observateur, qui se verra auprès d'un ou de plusieurs malades, de préférer les uns ou les autres (1).

____

(1) Pour s'instruire sur les différens traitemens du choléra, *voyez* avec soin *Miquel*, Bulletin général de

Boissons dé-
layantes.

§ XLIII. — Généralement, on est assez d'accord pour les boissons : elles seront presque toujours délayantes, adoucissantes, froides, ou tièdes ou chaudes ; et l'on a déjà dit que Sydenham ne traitait le choléra que par l'eau de poulet en très-grande abondance, en boisson ou en lavemens (*voyez* § XXVIII). Cette tisane, ou toute autre analogue, dispose à l'action des moyens topiques extérieurs et des remèdes que l'on fait prendre intérieurement. — En cas de

Evacuans pro-
prement dits.

saburre gastrique, nul doute qu'il ne soit utile d'évacuer les premières voies par les minoratifs et encore par l'émétique, dont l'action d'ailleurs pousse à la peau, et peut être rendue moins perturbatrice si on le prend dans le bain, ainsi que je l'ai déjà proposé. Ces vomissemens artificiels ont encore l'avantage de favoriser

Sudorifiques.

l'emploi des sudorifiques, qui toutefois est plus indiqué dans l'imminence de la fièvre pestilentielle, où l'humeur de la transpiration est encore mobile ; plus tard, les sudorifiques ne feraient qu'augmenter le trouble. Aussi quelques observateurs ont-ils avancé que les sueurs *seules* ne sauvaient aucun pestiféré, tandis qu'il est arrivé que des vomissemens *sans sueurs* ont été

---

thérapeutique, t. I, p. 10, 79, 175, 201, 231, 323, 364 ; t. II, p. 60, 89, 93, 124, 127, 160.

avantageux dans d'autres cas. Toutefois, comme il peut se rencontrer des variétés de typhus *cholérique, ictérique*, etc., différentes d'autres affections analogues, et où les sudorifiques sont moins contre-indiqués, il faut, pour les rendre plus efficaces, rétablir en même temps la vigueur de l'estomac, dérangé et affaibli par l'altération des fonctions de l'organe cutané, et combattre, plus ou moins directement, le spasme douloureux qui existe le plus souvent dans le système digestif des sujets atteints du choléra, etc., où l'on a vu que les vomissemens et les diarrhées qui caractérisent le plus souvent cette maladie, cessaient plus ou moins vîte dès que les sueurs paraissaient. C'est dans cette intention que l'on a mis en usage les opiacés, mais qu'il faut toujours faire précéder, si on en a le temps, de l'emploi du sous-carbonate de magnésie et d'autres évacuans doux (hors les purgatifs qui auraient l'inconvénient d'augmenter la superpurgation) ; et c'est dans cette occurence que l'on peut placer l'administration des sudorifiques alliés aux calmans; ainsi l'alcali volatil à doses brisées, associé à la liqueur minérale d'Hoffman, à l'opium, au camphre, etc., a souvent réussi; ainsi l'huile de menthe, avec laquelle on aura trituré du sucre, sera donnée à la dose de quelques gouttes, dans le choléra sec, comme le

Opiacés. *Voy.* XX.

font journellement les médecins de Batavia ; ainsi l'huile de caïeput, administrée également en petites quantités étendues dans du vin ou de la bière, a, dit-on, suffi pour exciter une forte sueur, dont l'on doit encore aider l'établissement par les frictions stimulantes sus-mentionnées, par les vapeurs aqueuses ou sèches, dirigées, sous la couverture, contre les parties du corps.

Doit-on croire à tous les bons effets que Dupuytren désirerait obtenir de son acétate de plomb? je n'ai aucune expérience sur ce remède, et je ne m'y fierais nullement.

Serait-on fondé à avoir plus de confiance dans *l'oxide blanc*, ou *magistère*, ou *sous-nitrate de Bismuth*, pris à l'intérieur? Quoique cette substance, que quelques-uns regardent comme un sédatif des nerfs gastriques, ait, depuis long-temps, été donnée contre les spasmes et les douleurs de l'estomac, on peut croire que ses bons effets dans le commencement et vers le déclin du choléra de Pologne, dont elle aurait calmé l'angoisse précordiale et diminué les vomissemens, doivent, au moins en partie, être attribués aux frictions excitantes alcalines, dont l'emploi a été en même temps recommandé (1).

____

(1) *Miquel*, Bullet. gén. de thérap. t. I, p. 72, t. II, p. 141.

§ XLIV. — Enfin le choléra-morbus, qui a été *signalé* dans *tous les climats* et dans *toutes les saisons*, a paru quelquefois s'établir dans les contrées humides, marécageuses ; il doit ainsi se ressentir, dans ce dernier cas, du type intermittent que l'on combat victorieusement par le quinquina, d'autant plus que cette pyrexie typhoïde est, comme ses congénères, le résultat de la succession de plusieurs petites fièvres que l'on peut regarder comme autant de véritables accès fébriles (1); et que le docteur Coster a assez judicieusement proposé de traiter par le sulfate de quinine, tandis que le médecin en chef Brassier préférerait d'attaquer de suite le vomissement, les déjections alvines et les douleurs d'entrailles qui caractérisent le plus sousouvent le choléra, par l'emploi du charbon végétal, à la dose de deux à quatre gros dans une potion de quatre onces, que le malade prendrait par cuillerées de quart-d'heure en quart-d'heure ou de demi-heure en demi-heure (2).

Je termine ici mon esquisse thérapeutique, dont les différens moyens curatifs ne peuvent

---

(1) *Voyez* mon Traité sur la contagion, pages 175 et 385.

(2) *Brassier*, Considération sur le choléra-morbus des Indes, p. 23-25.

et ne pourront jamais être proposés comme exclusifs et comme invariables.

J'aurais pu, comme tant d'autres, m'étendre davantage sur les fièvres pestilentielles, et en particulier sur le choléra; mais je n'aurais fait que répéter ce qui a été émis par une foule d'écrivains, et je me suis décidé à n'offrir que mes réflexions et mes observations pratiques. J'invite seulement les médecins à lire mon *Traité sur la contagion*, imprimé en 1822, où ils trouveront quelques idées nouvelles, et dont cependant on paraît affecter de n'avoir aucune connaissance, quoique je les aie déjà énoncées, il y a plus de vingt-trois ans, dans un ouvrage latin intitulé : *De Œtiologiâ contagii*, et imprimé en 1809.

CONCLUSION.

1.º Le choléra-morbus appartient, comme la peste d'Orient, la fièvre-jaune, etc., à la même famille des pyrexies typhoïdes; et les symptômes de ces différentes maladies pestilentielles ne sont nullement exclusifs à l'une d'elles.

2.º Le choléra doit, comme ses congénères, être tantôt sporadique, tantôt épidémique, et parfois contagieux; et son *facies* doit encore tellement varier, suivant différentes circonstances, qu'il peut revêtir les symptômes d'autres maladies plus ou moins analogues; et lors même que le choléra aura commencé par être seulement sporadique, ou qu'il sera venu primitivement par *l'infection*, il suffira qu'il survienne de nouvelles circonstances favorables à l'établissement d'un plus grand nombre de relations et de rapprochemens entre les malades et les non-malades, pour que l'affection morbide des premiers s'étende *par la conta-*

gion (1). On a donc tort de dire qu'un des caracères essentiels des maladies contagieuses est de se communiquer d'un individu à un autre, par contact médiat ou immédiat, et *toujours avec les mêmes symptômes et indépendamment des influences locales* (2).

3.º Point de médication exclusive, point de remède absolument et constamment le même contre le choléra-morbus ou toute autre pestilence analogue; toute vue thérapeutique et toute indication curative doivent ainsi être subordonnées au caractère ou *névralgique*, ou *névro-adynamique*, ou enfin *phlegmasique*, sous lequel se présente l'un ou l'autre de ces typhus, qui est aussi variable que le sujet qu'il frappe, et aux coups duquel chacun peut cependant échapper, s'il sait, par son état d'énergie morale et par la régularité normale et vivifiante d'un régime *suivant la nature*, s'isoler en quelque manière, et ne participer que le moins possible aux modifications et aux changemens qui surviennent dans le corps de ses voisins. Encore une idée médicale, d'après ce qui vient d'être dit, et je finis.

---

(1) Nouvelle Revue médicale, tome III, pages 268 et 405.

(2) Encyclopédic moderne, t. VIII, p. 554.

Un moyen curatif, employé *seulement* chez *quelques* individus, peut amener, soit dans leur système cutané, soit dans leur système digestif, soit dans leur système nerveux, un état *nouveau tel* qu'ils en présentent une dissemblance, une opposition à l'égard d'autres individus qui ne sont point soumis au même traitement, et dont les affections physiologiques ou morbides se montrent étrangères aux premiers. C'est ainsi que l'opium, le bismuth, le camphre, les huiles de caïeput, de camomille, de genièvre et de menthe, le quinquina, et autres substances médicamenteuses, administrés à l'intérieur ou à l'extérieur, peuvent changer les *modes* de l'estomac, des intestins et de la peau, et influer même sur *l'atmosphère* particulière à chacun de nos corps, de telle sorte que les unes ou les autres de ces parties, plus ou moins différentes des mêmes parties similaires d'autres personnes, ne se présentent pas dans une opportunité ou prédisposition à contracter la manière d'être de ces dernières ; et en sens presque opposé, si un plus grand nombre de sujets malades ou de sujets bien portans était soumis à une même médication pendant un certain temps, ces individus, ainsi traités, en acquerraient une aptitude à s'identifier, comme par contagion, avec le nouvel état normal ou morbide qui s'établirait, dans certaines circonstances, chez chacun de ceux qui se seraient astreints à user des mêmes moyens thérapeutiques.

FIN.

POST-SCRIPTUM.

Il est aujourd'hui constant que le choléra-morbus vient d'éclater à Paris ; mais il faut se hâter de dire qu'il paraît qu'il n'existe encore que des accidens *particuliers*, *isolés* et sporadiques de ce fléau. Comment se fait-il donc que dans les précautions que l'on prend en ce moment, on néglige celle de ne pas permettre à ce typhus de devenir *contagieux*? et c'est cependant ce dernier et grave inconvénient auquel on expose l'immense population de la capitale, en sollicitant la *réunion* des cholériques dans une salle, dans un hôpital quelconque, tandis qu'il serait plus que rationnel de recourir à la séparation, à l'isolement de ces malades. Si l'on objectait que cette mesure est difficile, l'on répondrait qu'elle a eu cependant lieu dans l'armée d'Orient, dont les pestiférés étaient traités sous la tente, ou dans des baraques, ou dans des chambres vastes, aérées et souvent arrosées, d'édifices abandonnés.

— On m'assure en ce moment qu'une censure *clandestine*, et conséquemment illégale, s'oppose à ce que le *peuple* soit instruit de tout ce qui se passe à Paris, relativement au choléra. Cette mesure est sans doute provoquée par de bonnes intentions ; mais, que l'on y prenne garde, *le peuple d'aujourd'hui* n'est plus la portion la plus faible de la société actuelle, la plus prompte à se frapper ; il est plus *philosophe* qu'on ne pense, et mieux vaudrait qu'on le prévînt graduellement et à temps d'une calamité à venir. Attendre l'explosion complète de cette dernière pour accabler et *terroriser* une population, serait une mesure cruelle, inhumaine, impolitique. Il faut toujours éviter de lui faire éprouver, au moral comme au physique, une commotion brusque et violente.

7

— Relativement aux précautions de régime ou de traitement, prônées par la peur, ou par l'ignorance, ou par un zèle mal éclairé, il faut que l'on sache que les meilleures même devant constamment varier, il serait plus que dangereux de s'abandonner trop exclusivement aux amulettes, aux fumigations et à une médication empyrique ou mystérieuse.

AUTRES OUVRAGES

PUBLIÉS

PAR M. LE DOCTEUR BALME,

Médecin à Lyon.

I. De l'Utilité de l'exercitation (MOUVEMENT) du corps dans les maladies.

II. Observations et réflexions sur le Scorbut, d'après celui qui a régné parmi les troupes françaises formant la garnison d'Alexandrie en Égypte, pendant le blocus et le siége de cette ville, en l'an IX (1801), par les armées combinées des Turcs et des Anglais.

III. Extrait (en français) de l'ouvrage italien de Bréra, intitulé : *Annotazioni medico-practiche*, etc. (Crema, 2 vol. in-4°.)

IV. *De Ætiologiá generali contagii, pluribus morbis, v. g., lui venereæ, phthisi pulmonari, febri nosocomiali, petechiali, variolosæ, etc. etc., et præsertim pesti orientali, ac febri flavæ persæpè proprii.*

V. Compte-rendu des travaux de la Société de médecine de Lyon, en 1810.

VI. Répertoire de médecine, ou Recueil d'extraits et d'indications de différens ouvrages anglais, français, italiens et latins.

VII. Traité historique et pratique du scorbut chez l'homme et les animaux, suivi des Considérations sur

les qualités, les devoirs et les prérogatives du vrai
médecin, et sur ses relations avec ses collègues et les
différens membres de la société.

VIII. Observations et réflexions sur les causes, les symptômes et le traitement de la contagion dans différentes
maladies, et spécialement dans la peste d'Orient et la
fièvre-jaune.

IX. Notice sur les maladies contagieuses.

OUVRAGES INÉDITS

DU MÊME AUTEUR.

1°. Mémoire sur la question suivante : *Quels sont les signes
qui indiquent la saignée, soit dans les fièvres intermit-
tentes, soit dans les fièvres continues, désignées sous le
nom de putrides ou adynamiques, malignes ou ataxiques ?* — Ce mémoire a été mentionné honorablement,
en novembre 1812, par la Société académique de médecine de Paris.

2°. Une nouvelle édition, considérablement augmentée,
du *Traité historique et pratique du Scorbut.*

3°. Une seconde édition, enrichie d'un grand nombre de
notes et observations *sur les causes, etc. de la contagion, etc.* — Toutes ces notes complémentaires ont été
envoyées *manuscrites* à l'Institut, à la fin de 1826. Une
commission, composée de MM. Boyer et Duméril, de-
vait en faire un rapport, qui est *encore ignoré* de l'au-
teur.

4°. VOCABULAIRE CONCHYLIOLOGIQUE, contenant les diverses dénominations vulgaires ou scientifiques de
toutes les coquilles, et la description succincte de

leurs ordres et sous-ordres, et de leurs principales familles ou tribus (2 vol. in-8.º).

5.º VOCABULAIRE MINÉRALOGIQUE , indiquant également les différens noms sous lesquels les marchands , les amateurs et les géologues connaissent les minéraux, et présentant aussi une analyse abrégée de leurs genres les plus caractérisés et de leurs espèces les plus intéressantes (2 vol. in-8.º).

6.º RÉPERTOIRE de médecine pratique, physique et morale, ou Recueil d'extraits analytiques et d'indications raisonnées de ce qu'il y a de plus important dans un grand nombre d'ouvrages de médecine anglais, français, italiens et latins , et qui ont paru dans ces différentes langues depuis le commencement du 18.ᵉ siècle jusqu'à ces derniers jours. Cet ouvrage immense, entrepris depuis près de 40 ans, et déjà mentionné dans la *Biographie médicale*, dans la *Biographie des Contemporains*, et dans la *France littéraire*, pourra former au moins une vingtaine de volumes in-8.º, et servir ainsi de véritable bibliothèque médicale portative. C'est , au reste, pour en donner une idée satisfaisante ; que l'on croit à propos de présenter la liste d'une partie des écrits qui ont servi à la composition de ce répertoire, savoir (1) :

Académie de chirurgie de Paris (les Mémoires et les Prix de l'), *Académie de Dijon* (Mémoires de l'), *Académie des sciences de Paris*, *Acta Eruditorum Lipsiæ*, *Acta Helvetica , Acta Nova Eruditorum , Acta philosophico-medica academicæ Hassiacæ*, *Acta Societatis medicæ Hauniensis*, *Actes de la Société de médecine de Lyon*, *Actes de la Société de médecine pratique de Mont-*

---

(1) Les caractères italiques distinguent les titres des *collections* d'avec les noms propres des *auteurs*.

pellier, Alibert, *Annales de littérature médicale étrangère*, Aubry, Audouard, Auenbrugger.

Baldinger, Ballonius, Balme (de Belley), Balme (du Puy), Banau, Bang, Barthéz, Baumes, Bell, Berzélius, Bianchi, *Biblioteca della piu recente letteratura medico-chirurgica*, *Biblioteca medico-browniana*, *Bibliothèque britannique*, *Bibliothèque germanique*, *Bibliothèque de chirurgie du Nord*, Bichat, Blancard, Blasius, Bona, Bonnafox-de-Mallet, Bordeu, Bouillet, Brachet, Brera, Broussais, *Bulletin général de thérapeutique*, *Bulletin des sciences médicales*, Burserius.

Cabanis, Callisen, Carminati, Caventou, Chambon, Clare, *Collectio Dissertationum medicarum marburgensium*, *Collection académique française et étrangère*, *Collection chirurgico-médicale*, *Commentari medici dei SS. Brera et Brugnatelli*, *Commentarii de rebus in medicina gestis Lipsiæ*, *Commentarii Societatis regiæ Scientiarum Gottingensis*, *Commercium litterarium Norimbergæ*, Conradi, Cooper (Samuel), Coste et Percy, Coste et Wuillemet.

Darwin, Dazille, Delpech, Desault, Desgenettes, Desgranges, *Dictionnaire des sciences médicales* (60 vol.), *Dictionnaire des sciences naturelles* (60 vol.), *Dictionnaire technologique*, Diéterich, Dreyssig, Duncan.

Encyclopédie méthodique, *Encyclopédie moderne*, Engel (Car. Christ), *Epistolæ etc. ad Hallerum scriptæ*, Eydous, Eyerel.

Fabre, Fermon (de), Finke, Flajani, Fodéré, Forlani, Fouquet, Fourcroy, Frank (Giuseppe), Frank (Joan.-Petr.), Frank (Jos.), Frank (Jos.-Salom.).

Gardane, Gaubius, Gautier, *Gazette salutaire*, *Gazette de santé*, Georget, Gianini, Gilbert, Gilibert, *Giornale med. chir. di Parma*, Girard (de Lyon), Girtanner, Gramberg, Grimaud, Guisard.

Haën (de), Haguenot, Hales, Haller, Hellwig (Johan.)
Herbigny (d'), Hernandès, Hildenbrand (Valent. Nob.
ab.!), *Histoire de la chirurgie. Histoire de la médecine*,
Historia morborum Vratisl., Hoffmann (Frédér.), Horn
(Ernest), Huxham, Hyttig.

Institut national de France, *Instituti Bononiensis Commentarii*, Jones (Robert), Jourdan, *Journal complé-
mentaire du Dict. des sciences médicales*, *Journal de
médecine anglais* traduit par Mazuyer, *Journal de pharmacie*, *Journal de physique* par Rozier, *Journal des progrès etc. des sciences médicales*, *Journaux (divers) de
médecine en anglais*, *Journaux de médecine*, par Cor-
visard, par Sédillot, par Vandermonde, Bacher, et autres.

Kannegiesser et Kluyskens.

Lachaise (de), *Lancette française (la)*, Lapyra (Gae-
tano), Larrey, Lassus, Lauth, Leclerc, Leidenfrost,
Lentin, Lepecq-de-la-Cloture, Leroy (Alphonse), Lieu-
taud, Lind, Linning, Lobstein, Lodhe, Ludwig, etc.

Magendie, Malacarne, Manget, Manning, Marie-St.-
Ursin, Marteau de Grandvilliers, Mathey, Maunoir,
Médecine (la) éclairée par les sciences physiques, etc.,
Medical Essays and Observations of Edinburgh, *Medical
Observations and Inquiries*, *Medical Transactions*, *Mé-
moires de la Société médicale d'émulation de Paris*,
Metzger, Mettrie (de la), Miquel, Montfalcon, Monro
(Alexander), Monro (Donald), Moore, Morand, Mo-
reschi, Morgagny, Morton, Mothe, Motte (de la),
Murray (Andreas).

Nicolas, Nysten.

Orfila, Orræus.

Paletta, Parmentier, Petit (J.-L.), Petit (Marc-An-
toine, de Lyon), Petrini, Peyrilhe, Pinel, Planque,
Plenciz, Plenck (Jos.-Jac.), Plisson, Portal, Pouteau,
Priestley, Pujati.

Quarin.

Ramazzini, Rasori, Raulin, Raymond, Retz, Reuss, Richard de Hautesierck, Richter, Ridley, Robert, Rœderer, Rœmer, Roucher, Rougemont, Rubini, Ruysch.

Sagar, Sainte-Marie, Saissy, Salvadori, Sandifort, Sarcone, Saunders, Sauvages, Scarpa, Schlegel, Schnurrer, *Selecta medica Francofurtensia*, Selle, Senac, Sigaud de Lafond, Sims, Smith, Smucker, *Société royale de médecine de Paris (Histoire et Mémoires de la)*, Sœmering, *Spectateur anglais (le)*, Sprengel (Kurt.), Spurzheim, Stahl, Stein, Stoll, Swediaur, Swieten (Van), Sydenham.

Thesaurus medicus Edinensis, Tissot, Toaldo, Tommasini, Truka, Triller, Trioën.

Vacca-Berlinghieri, Valli, Vandœveren, Vicat, Vieussens, Vigarous, Vigiliis (de), Vogel, Volpi, Wasserberg, Wedekind, Weikart, Whytt (de), Wichmann (Ernest), Wilson, Wrisberg et Zimmermann.

Parmi les ouvrages nombreux qui ne font point partie de la liste précédente, et qui cependant ont aussi fourni de précieux matériaux à ce répertoire, l'on doit citer 1.º ceux de MM. Boyer, Dupuytren, Léveillé, Pelletan, Sabatier, et autres ; 2.º les comptes-rendus des Sociétés médicales de Bordeaux, de Lyon, de Mâcon, de Marseille, de Nancy, de Rouen, de Toulouse, de Tours, du département de l'Eure, etc. ; 3.º différentes collections d'Histoires, de Journaux et de Voyages ; et 4.º enfin, les œuvres philosophico-morales d'Aignan, de la Bible, de Bayle, de Bernardin-de-St.-Pierre, de Bossuet, de Delille, de Diderot, de Duclos, de Dulaure, de Fénélon, d'Helvétius, d'Herbelot-de-Molainville, de Jouy, de Labruyère, de Lasalle, de Massillon, de Mirabeau, de Montesquieu, de Morellet, de Pascal, de Pope, de

Rollin, de Rousseau, de Ségur, de Vauvenargues, de Villemain, de Volney, de Voltaire, etc. etc.

Le travail immense que l'on présente aux savans, aux médecins et même aux moralistes de tous les pays, ne sera donc considéré que comme un recueil de notes indicatives des sources où l'on en a puisé les élémens, d'extraits succincts et précis, de sommaires dégagés de toute phrase ambitieuse, et enfin de résumés analytiques n'offrant fidèlement que ce qu'il y a de plus substantiel et de plus intéressant dans un grand nombre d'excellens ouvrages, écrits en différentes langues, et dont souvent il est difficile de se procurer l'acquisition ou la lecture.

Enfin, dût-on ne regarder ce même répertoire que comme une collection raisonnée que Sydenham désirait tant, on ne lui refusera pas au moins l'appréciation qu'on accorde à de simples tables alphabétiques, comme celles de la Bible (1), de l'ancien Journal de médecine, des Mémoires des Académies royales des sciences de Paris et de Montpellier, du Traité des insectes par Réaumur, des œuvres de Rousseau et de Voltaire, et notamment comme la Bibliographie astronomique du célèbre Lalande, etc., dont l'utilité consiste surtout à signaler les livres que le savant et le médecin doivent rechercher avec soin.

----

(1) Sur l'utilité des tables, voyez Rozier, *Observations sur la physique*, volume X; l'*Encyclopédie moderne*, tome IV, p. 15; *Institut national de France*, sciences mathématiques et physiques, t. viij, p. 5o. — Relativement à celle de la *Bible de Vence*, l'on avouera qu'elle est très-étendue, puisqu'elle forme à elle seule tout le 25.º volume, c'est-à-dire le douzième de tout l'ouvrage; mais elle n'est pas aussi complète qu'elle aurait pu l'être, et l'on a lieu de s'étonner de ne pas y voir indiqués certains passages de morale bien importans, comme ceux relatifs aux articles *Calomniateurs*, *Délateurs*, *Grands*, *Peuples*, *Princes*, *Provocations*, *Rois*, etc. etc.

Au surplus, quel courage, quelle persévérance n'a-t-il pas fallu pour commencer et continuer l'entreprise de ce répertoire ? Et en effet, qui pourra réellement se persuader que, par exemple, les *Opera omnia* de Frédéric Hoffmann (onze vol. in-folio) m'ont coûté plus de trois années pour les lire, les traduire et les extraire ; que les *Disputationes morborum* etc. (7 vol. in-4.º), et les *Opera minora* (aussi in-4.º) du célèbre de Haller, m'ont occupé pendant près de 18 mois, et qu'il en a été de même et à proportion pour les autres collections ou volumes dont j'ai cherché à enrichir mon travail ? Aussi suis-je obligé d'avouer que j'ai eu besoin, pour me soutenir dans une tâche aussi pénible, de l'approbation et des encouragemens de différens praticiens renommés de la France et de l'étranger (comme de Bordeaux, Lyon, Montpellier, Strasbourg, Toulon, Toulouse, Paris même, etc., Parme, Turin, Vienne, etc.) que j'avais consultés à ce sujet en 1814.

Ne serais-je donc pas en droit de conclure que mon répertoire sera d'un grand intérêt pour les praticiens qui veulent et doivent s'approprier en quelque manière l'expérience de leurs prédécesseurs ou de leurs contemporains ; pour les élèves qui ont besoin de se circonscrire dans les moyens d'instruction, à l'effet de ne pas s'épuiser en lectures *infertiles* et *fastidieuses* (Cabanis) ; pour les savans qui, n'ayant pas de temps à perdre, s'épargneront des recherches toujours longues et quelquefois inutiles ; pour les jurisconsultes, qui y rencontreront des observations médico-légales curieuses et peu connues ; et pour les moralistes eux-mêmes, dont les connaissances, ou plutôt dont les réflexions ne peuvent offrir quelqu'importance qu'autant qu'elles dérivent *de la science de l'homme* ?

Et, pour me résumer, ne peux-je pas espérer que mon

travail sera pour tous les âges du médecin , pour tous les pays où il exercera sa profession , et encore pour toutes les classes instruites de la société , et qu'en un mot , il sera un *indicateur* pour celui qui veut apprendre , un *souvenir* pour celui qui aura su , un *guide* pour l'étudiant , une *source de développemens* pour le maître , et pour tout dire , *une école de la santé et de la morale* ?

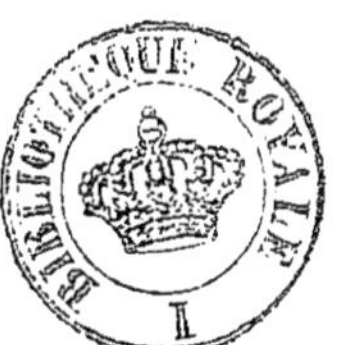